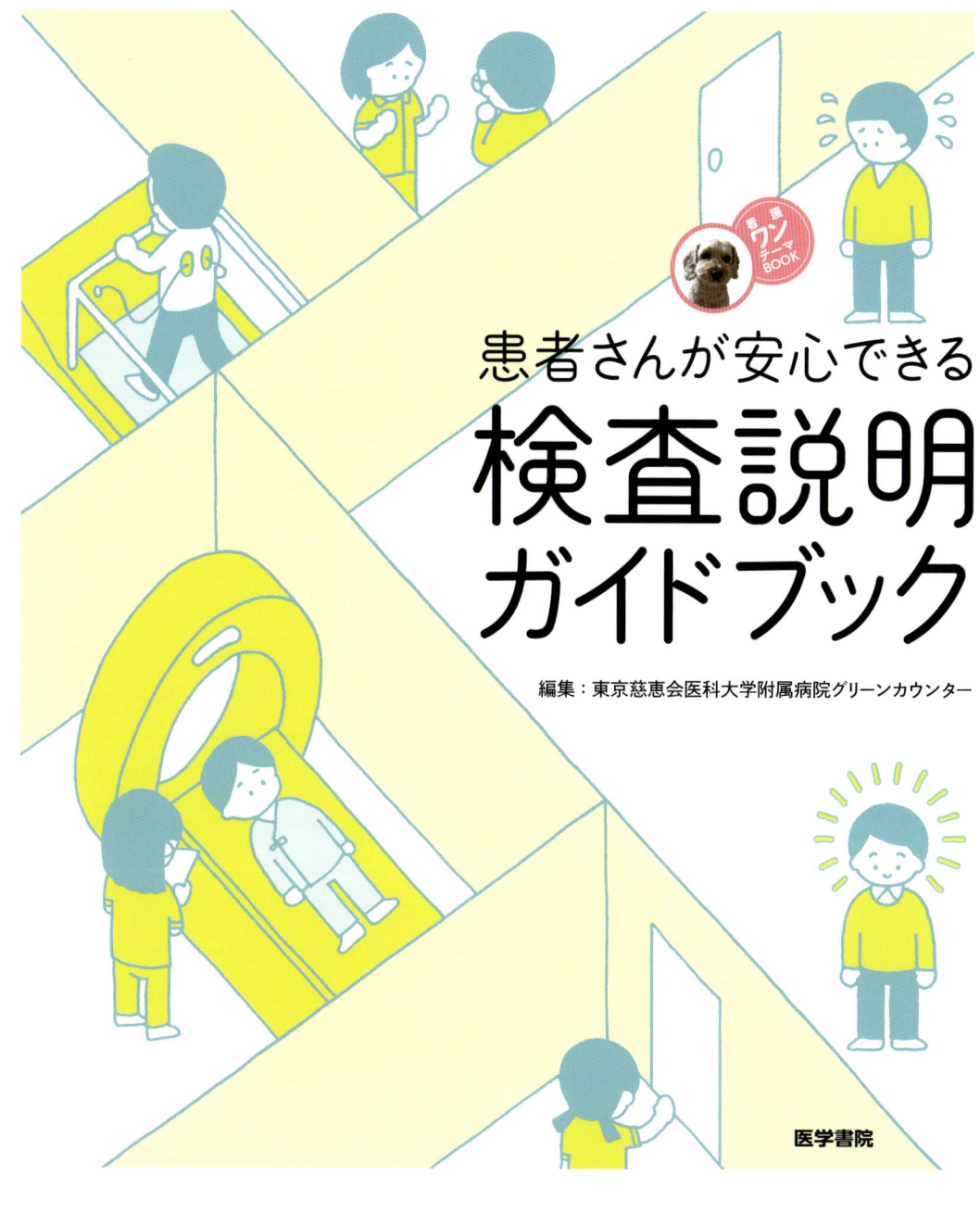

看護ワンテーマBOOK

患者さんが安心できる
検査説明ガイドブック

編集：東京慈恵会医科大学附属病院グリーンカウンター

医学書院

はじめに

　絶飲食が必要な検査当日、患者さんから「お腹が空いて、少しならいいかと思って牛乳を飲みました」と報告を受け、検査時間の調整をし直したり、検査自体が中止になってしまった経験はありませんか？　むしろ、ない人の方が少ないのではないでしょうか？

　現在、高齢世帯・単身世帯の増加、在院日数の短縮から、以前は入院して行われていた検査や手術が、日帰りで行われることが増えてきました。入院中に行われていたときは、前もっての説明とその時々で患者さんに声をかけることで検査に向け準備を進めることが可能でしたが、通院中の患者さんにはそれができません。検査を安全に進めるには、私達医療者だけではなく、患者さんの協力が不可欠です。

　検査をスムーズに進めるには、対象患者さんの検査目的、既往歴、服用している薬剤、アレルギーの有無、検査・治療の理解度、検査への不安、などさまざまな要素を踏まえて、患者さんの生活の視点で説明し、必要に応じて他職種と調整を図ることが求められています。

　本書は、コンセプトを
*患者さん自身のセルフケア能力を高め、安心・安全・確実に検査を行うために必要な検査説明に役立つ本
*検査の内容をイメージできる本
としています。

　「患者さんの所に行くとうまく伝えられない」という検査説明に苦手意識のある方も大丈夫。主要な検査項目に対して、検査説明のポイントをわかりやすく案内しています。

2014年春
著者を代表して
荒木むつみ

はじめに ……………………………………………………………… 003
総論 …………………………………………………………………… 008

part1 内視鏡検査

気管支鏡検査 ………………………………………………………… 012
嚥下内視鏡検査 ……………………………………………………… 014
上部消化管内視鏡検査 ……………………………………………… 016
下部消化管内視鏡検査 ……………………………………………… 018
小腸内視鏡検査 ……………………………………………………… 020
（治療）内視鏡的粘膜切除術 ……………………………………… 022
（治療）経皮内視鏡的胃ろう造設術 ……………………………… 024

part2 画像検査

単純X線撮影 ………………………………………………………… 028
CT検査 ………………………………………………………………… 030
CTガイド下針生検 …………………………………………………… 032
MRI検査 ……………………………………………………………… 034
PET検査 ……………………………………………………………… 036
嚥下造影 ……………………………………………………………… 038
胃・食道造影（上部消化管造影） ………………………………… 040
小腸造影 ……………………………………………………………… 042
注腸検査（下部消化管造影） ……………………………………… 044
ERCP（内視鏡的逆行性胆管膵管造影） ………………………… 046
DIP（点滴静注腎盂造影） ………………………………………… 048
VCUG（排尿時膀胱尿道造影） …………………………………… 050
脊髄腔造影（ミエログラフィ） …………………………………… 052
脊髄神経根造影・ブロック ………………………………………… 054
椎間板造影（ディスコグラフィ） ………………………………… 055
関節造影（アルトログラフィ） …………………………………… 056
骨塩定量検査 ………………………………………………………… 058
マンモグラフィ（乳房X線撮影） ………………………………… 060
骨シンチグラフィ …………………………………………………… 062
ガリウムシンチグラフィ …………………………………………… 064
脳血流シンチグラフィ ……………………………………………… 066
負荷心筋シンチグラフィ …………………………………………… 068
心臓カテーテル検査 ………………………………………………… 070
超音波検査 …………………………………………………………… 072
子宮・卵巣超音波検査 ……………………………………………… 074

part3 生理機能検査

終夜睡眠ポリグラフィ ……………………………………………… 078

アプノモニター......080
肺機能検査（スパイログラフィ）......081
血圧脈波検査（CAVI／ABI検査）......082
トレッドミル検査......084
筋電図検査......086
12誘導心電図......088
ホルター心電図......090
心臓超音波検査（心エコー検査）......092
経食道心エコー検査......094
尿素呼気試験......096
脳波検査......098

part4　病理組織検査

経直腸的超音波ガイド下前立腺針生検......102
ダーモスコピー......104
胸水検査......105
喀痰検査......107
腹水検査......108
腎生検......110
病理組織検査（皮膚生検）......112
病理組織検査（筋・骨格系生検）......114
病理組織検査（婦人科領域）......116

part5　血液、生化学、尿・便検査

●主な血液検査、生化学検査、尿・便検査の基準値と特徴......118
24時間蓄尿......124
便検査・糞便培養検査......126
QFT検査......128
レニン活性測定......129
成長ホルモン（GH）負荷試験......130

part6　細菌検査

胃液検査（肺結核の検査）......134
血液培養検査......136

part7　眼科検査

視力検査（自覚的屈折検査）......138
色覚検査......140
視野検査......142
眼圧検査......144
眼底検査......146

part8 婦人科検査
- 子宮卵管造影検査 ……………………………………… 150
- 腟拡大鏡パンチ生検 …………………………………… 151

part9 耳鼻科検査
- 標準純音聴力検査 ……………………………………… 154
- 鼻腔通気度検査 ………………………………………… 155
- 平衡機能検査 …………………………………………… 156
- 内耳機能検査 …………………………………………… 158
- 中耳機能検査 …………………………………………… 160

part10 その他の検査
- pHモニター ……………………………………………… 162
- ウロフロメトリー ……………………………………… 164
- 食物負荷試験 …………………………………………… 166
- 改訂長谷川式簡易知能評価スケール（HDS-R） …… 168

索引 ………………………………………………………… 169

執筆者一覧 （所属は執筆時）

編集：東京慈恵会医科大学附属病院グリーンカウンター
（荒木むつみ、荒川直美、髙橋則子）

東京慈恵会医科大学附属病院看護部

相田　智菜	稲川　早苗	河原　史子	豊永　由香里	藤本　佳子	山口　綾子
東　佐知子	今野　はるか	北野　純子	中川　美季	前田　麻子	山﨑　望
畔上　友美	岩瀬　久美子	許山　睦	仲里　香津美	眞島　幸恵	横倉　久充子
荒川　亜矢子	岡田　亜矢子	小関　理子	菜花　里沙	松下　菜美	渡邉　由佳
安藤　裕史	奥出　祥代	茂末　由紀	橋本　ゆかり	圓谷　実喜	
生山　美保	奥山　瑞穂	高畑　万里子	長谷川　夕紀	三﨑　和恵	（五十音順）
石田　暁子	柏木　紀子	高花　富貴子	林田　眞美	宮野　芳	
板垣　紀子	金村　裕子	高松　幸子	早津　洋子	本宮　暢子	
伊藤　綾美	川上　文子	天日　愛子	樋口　智美	森　淑恵	
伊藤　加奈子	川下　真由子	百目鬼　佳純	廣居　嘉代子	矢崎　志保子	

装丁・ブックデザイン：加藤愛子（オフィスキントン）
表紙イラスト：加納徳博
本文イラスト：加納徳博、峰村友美、田添公基

本書の読み方

- **患者協力度** ▶ 検査前・検査中・検査後それぞれの場面で、患者さんの協力がどの程度必要かを、なし〜★5つで示します。
- **食事・水分の制限** ▶ 検査前の食事・水分制限の有無、制限のある場合の目安を示します。
- **前投薬** ▶ 前投薬の有無を示します。内容は本文の解説等をご確認ください。
- **所要時間の目安** ▶ 検査にかかる一般的な所要時間の目安を示します。
- **この検査の特徴** ▶ 検査の特徴、類似の検査との違い、注意点などを簡潔にまとめました。

※患者協力度や所要時間はあくまでも一般的なケースでの目安です。
　患者さんの状態や検査を行う状況によってあてはまらない場合もあることをご了承ください。

⇨ どんな検査なの？

▶ この検査はどのような検査なのか、何を評価するのか、前投薬の有無などを患者さんに説明できるようポイントをコンパクトにまとめました。

⇨ 検査で何がわかるの？

▶ この検査でわかること、この検査を診断に用いる疾患、検査の目的などを簡潔にまとめました。

ここを伝える！　検査前・中・後の注意点

▶ 患者さんに安心して検査を受けてもらうために、伝えるべき注意点、副作用、声かけの内容、検査後の状態や留意点などをまとめました。

検査説明における看護師の役割

近年、少子高齢化による高齢世帯・単身世帯の増加などに伴う社会問題は深刻化しています。医療をとりまく環境も変化し、どこの病院においても在院日数の短縮化が求められるようになりました。以前は、入院してから検査・手術までの日数に余裕があり、入院後に検査・治療のイメージ付けができました。しかし最近では、治療の当日や前日の入院がほとんどであり、入院したらすぐ検査・治療が行えるよう入院前からの整えが重要となっています。

検査・治療が決まると、医師から検査目的・実施方法について説明があります。それでも多くの患者さんは、侵襲の有無にかかわらず、初めての検査であったり、治療の効果を診る検査など内容によって、不安でいっぱいです。

その不安を軽減するためには、患者さんが検査・治療をイメージできるような説明・案内が必要となります。また看護師は、患者さんの一番身近な医療者であり、医師・検査技師・放射線技師など他職種と協力してスムーズに行うための調整役としての役割も求められます。

検査に関連する薬剤について

検査実施にあたり注意しなければならないのが、患者さんが服用している薬剤類です。薬剤に関する情報を事前にチェックしましょう。

◆ **抗凝固系薬剤**
・検査を安全に行うため、休薬期間を確認し十分に説明します。

◆ **常用薬**
・検査のため摂取制限がある場合でも、身体の状況により内服継続が必要な薬もあるので、医師の指示に従います。

◆ **サプリメント**
・種類によっては、休薬が必要なものもあるので内容を確認し、医師の指示を仰ぎます。

◆ **アレルギー反応に関して**
・使用する薬剤については全てアレルギーの有無を確認します。また、同じ検査で2回目以降は、前回の検査時の様子を合わせて確認します。
・喘息やアトピー性皮膚炎などアレルギー体質の患者さんは、特に注意が必要です。

造影剤使用について

● **造影剤とは**
・画像にコントラストをつけて、より精度の高い診断を行うための薬剤です。

- 造影剤には**表1**にあるようなさまざまな種類があります。
- 使用にあたっては、一定の頻度で副作用があることを念頭において慎重に使用することが大切です（**表2、3**）。

● **造影剤使用における注意点**
- 次の1〜3に関しては、造影剤を使用する患者さんに携わる医療者全員が、必ず検査前・中・後を通して確認を行い、安全に検査が実施されるよう努めます。
1. 造影剤による副作用の有無
2. 喘息、アトピー性皮膚炎などアレルギー体質の有無
3. 腎機能の低下：クレアチニン 1.5 mg/dL 以上
- 造影剤は尿中に排泄されるため、検査後は一定量の水分補給が必要です。普段の水分摂取量プラス 500 mL 以上を目安とします。

検査時の鎮静について

● **検査時の鎮静とは**
　検査時の苦痛軽減や安静の保持の目的で、鎮静薬を使用して検査をすることがあります。

● **鎮静薬を使用する検査**
- 成人の内視鏡検査全般

表1　造影剤の種類

造影剤の種類			
X線造影剤	水溶性ヨード造影剤	イオン性	
^	^	非イオン性	
^	^	胆道造影剤	
^	油性造影剤		
^	経口造影剤		
MRI造影剤	陽性造影剤		
^	陰性造影剤		
^	経口造影剤		
超音波造影剤			

表2　造影剤の副作用

検査直後や、検査終了後に時間が経ってから副作用が現れるものがあります。

- **即時性副作用**
　…検査直後から症状がでるもの
　悪心・嘔吐、痒み、発疹、動悸、呼吸苦、発汗、アナフィラキシーショックなど

- **遅発性副作用**
　…検査終了数時間後〜数日後に現れるもの
　発疹、頭痛、倦怠感など

表3　ヨード造影剤に関する注意点

禁忌	・ヨード造影剤に過敏症の既往 ・重篤な甲状腺疾患 ・上記以外に気管支喘息、重篤な心疾患や肝・腎機能障害などは原則禁忌
併用注意	・ビグアナイド系糖尿病薬（メトホルミン塩酸塩、ブホルミン塩酸塩など）との併用は乳酸アシドーシスを起こす可能性があるため、検査前後2日、計5日は休薬してもらうことがあります。

- 意思疎通が図れず安全が守れない患者さんの検査
- 小児期の患者さんの検査（CT、MRI、脳波、心エコー、心電図等）

● 鎮静薬を使用した検査のポイント

◆ 成人の鎮静
- 食事・水分制限は、各検査の説明通りです。
- 検査終了後は、覚醒の確認をしてから帰宅となります。鎮静薬の効果が残っている可能性もあるため、来院時は公共の交通機関を利用し、自身で運転（自動車・バイク・自転車を含めて）はしないよう伝えます。

◆ 小児の鎮静
　まだ内容をよく理解できない年齢の子どもであっても、保護者と一緒に説明を聞いてもらいます。

［検査前］
- 誤嚥の危険性を考慮し、食事や授乳は検査が始まる2時間前までとします。
- スムーズな検査を行うため、起床時間を早めにし、鎮静前に入眠してしまわないように家族に協力してもらいます。
- 確実に検査を実施するため、検査中に児が覚醒しないよう協力してもらいます。
- 所要時間の目安：鎮静準備90分＋検査時間＋覚醒が確認できるまでの時間（30分〜1時間）

［検査中］
- 鎮静薬投与後は、呼吸抑制が起こることがあるため、保護者に子どもから目を離さないように説明します。子どもによっては、呼吸状態や顔色が悪くなったり、異常な興奮などの予期しない副作用が出ることがあるので注意します。

［検査後］
- 検査終了後、覚醒状況を確認してから帰宅となります。目が覚めた後も薬の効果（ふらつきや、深く寝入ってしまう等）がなくなるまで（8時間ぐらい）子どもから目を離さず注意してほしいと伝えます。
- 検査後30分以上経過し、通常の状態に戻ったら水分摂取を開始し、むせこみがないことを確認してから食事摂取を開始するよう家族へ説明します。
- 検査後、状態の変化があればすぐに医療機関に連絡してもらうよう伝えます。

part1
内視鏡検査

気管支鏡検査
（bronchoscopic examination, bronchosopy）

患者協力度	食事・水分の制限	前投薬	所要時間の目安	この検査の特徴
前 ★★ 中 ★★★★★ 後 ★	あり 検査4時間前から絶飲食	なし	20分前後	・苦痛を伴う

どんな検査なの？

- 先端にレンズのついた直径5mmほどの細長い管（内視鏡＝ファイバースコープ）を口や鼻から気管支まで挿入し、疑わしい部分を直接観察します。
- 多量の血痰や喀血（出血）がある場合の止血、気道内異物の吸引、局所への薬の注入、レーザー照射、気管支肺胞洗浄などの治療目的で実施されることもあります。

検査で何がわかるの？

- 気管や気管支の閉塞状況、粘膜の状態、腫瘍の大きさや形状などを観察することができます。
- がんと思われる病変がある場合は、鉗子を伸ばしてその一部を採取し、病理組織検査による確定診断を行います。
- 主に次の表の疾患の診断を目的に行います。

悪性腫瘍	肺がん、がん性リンパ管症、悪性リンパ腫
びまん性肺疾患	間質性肺炎、サルコイドーシス、好酸球性肺炎
感染症	ニューモシスチス肺炎、肺真菌症、気管・気管支結核、サイトメガロウィルス肺炎
その他	塵肺、無気肺、気道異物、気道熱傷、肺胞タンパク症

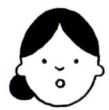 ## ここを伝える！　検査前・中・後の注意点

検査前

- ☐ 感染予防のため、歯磨きをして口腔内を清潔にしてくるよう伝えます。
- ☐ 誤嚥予防のため、義歯は外してもらいます。
- ☐ 静脈麻酔による鎮痛薬を使用することがあり、その作用で眠気やふらつき、視力低下や一時的な物忘れなどが現れることがあります。事故防止のため当日の運転は控えるよう説明します。

検査中

- ☐ 不安や苦痛の軽減のために鎮痛薬を使用したり、検査を安全に行うために、局所麻酔薬（キシロカイン®）を咽喉頭に噴霧します。気分が悪ければ我慢せず申し出るよう伝えます。
- ☐ 局所麻酔時には局所麻酔薬中毒を防止するため、口腔内に溜まった過度の麻酔薬や分泌物を出してもらいます。
- ☐ 検査時は仰臥位となり、薬剤が目に入らないよう目をガーゼなどで覆います。マウスピースもくわえ、声が出せない状況になります。
- ☐ 何かあったら我慢せずに手を挙げるなどの方法で伝えるよう説明します。

検査後

- ☐ 検査終了2時間後から（麻酔が覚めた状態を確認できたうえで）水分摂取を開始し、むせがなければ食事開始の指示が出ます。
- ☐ 検査後、咳や血痰、熱が出ることがありますが、少しの場合は検査の影響で心配ありません。しかし、2日間以上、多量の血痰や高熱（38度以上）が持続する場合や胸痛や呼吸困難があった場合は、合併症の危険があるので病院に連絡するよう説明します。

プラスアルファ

超音波気管支鏡（EBUS：endobronchial ultrasonography）とは
　気管支内視鏡に超音波プローブを組み合わせた超音波気管支鏡を使用し行う検査です。肺門・縦隔病変の質的診断、気管・気管支腫瘍の深達度の測定、肺野末梢病変の位置確認およびその質的診断ができます。

超音波気管支鏡下穿刺吸引細胞診（EBUS-FNA）とは
　超音波気管支鏡下で穿刺細胞診を行うことで血管を避け確実な穿刺が可能です。肺がんの確定診断ができます。

part1　内視鏡検査

嚥下内視鏡検査
（VE：video endoscopic examination of swallowing）

患者協力度	食事・水分の制限	前投薬	所要時間の目安	この検査の特徴
前　なし 中　★★★ 後　★	なし	なし	15〜20分	・苦痛を伴う

どんな検査なの？

- 鼻腔内を表面麻酔し、ファイバースコープを挿入していきます。中咽頭（軟口蓋の挙上、鼻咽頭閉鎖機能）の状態、発声時の動き、空嚥下での状態の変化を観察します。
- 咽喉頭の検査、粘膜の状態、分泌物、唾液、食塊の残留の有無と状態を観察します。喉頭蓋の奥の披裂、声門、声門下、梨状窩を観察します。
- 発声や息こらえでの咽喉頭内の状況、反射等の感覚の有無も観察します。また、水分やゼリー等を用い、摂食時の状況を観察します（右図）。
- 検査前に鼻咽腔喉頭ファイバースコープを用いた嚥下の状態の観察が必要です。

検査で何がわかるの？

- 嚥下障害が機能障害（神経制御、筋の働き、感覚の障害等）か、器質的障害（腫瘍や嚥下経路の物理的障害）なのかを判別することができます。
- 対象は嚥下障害、誤嚥性肺炎を繰り返している患者さん、末梢神経障害や筋炎がある患者さんです。また術後等の嚥下状態を評価し、食事の開始、食事内容を検討する目的でも行われます。

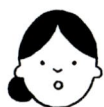 ## ここを伝える！ 検査前・中・後の注意点

検査前

- ☐ 患者の協力が不可欠なため、内容をイメージできるように説明します。
- ☐ 鼻腔に表面麻酔をするため、苦痛は少なくすむことを説明します。

検査中

- ☐ 指示が出たら、管をごっくんと飲み込んだり、声を出してもらいます。

検査後

- ☐ 特になし。

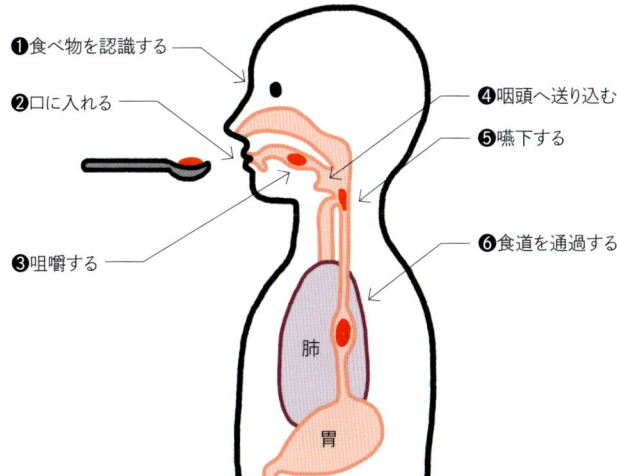

摂食・嚥下のイメージ

❶食べ物を認識する
❷口に入れる
❸咀嚼する
❹咽頭へ送り込む
❺嚥下する
❻食道を通過する

part1 内視鏡検査 015

上部消化管内視鏡検査
（GIF：gastrointestinal fiberscope, gastrointestinal endoscopic examination）

患者協力度	食事・水分の制限	前投薬	所要時間の目安	この検査の特徴
前 ★★ 中 ★★★★ 後 ★★	あり	あり	通常：10〜15分、 NBI・EUS： 30〜60分	・一般的な検査で患者自身もイメージしやすい

 ## どんな検査なの？

- 上部消化管内視鏡検査は、直径0.7〜1cmくらいの管の先端にレンズや超小型テレビカメラのついたファイバースコープを口腔または鼻腔から挿入し、食道・胃・十二指腸の粘膜の状態を観察する検査です。診断のため、組織生検することがあります。
- 苦痛緩和のため、鎮静薬を使います。

 ## 検査で何がわかるの？

- 病変の大きさや形、色、粘膜まで直接臓器の粘膜を観察し、生検などにより確定診断が可能です。

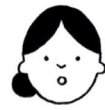 ## ここを伝える！　検査前・中・後の注意点

 検査前

- ☐ 高血圧、糖尿病薬を内服中の場合は、当日の内服方法を医師の指示に基づき伝えます。
- ☐ 鎮痛薬を使うため、検査当日の運転はできません。
- ☐ 食事は午前の検査の場合、前日の20時まで、午後の検査の場合は当日の7時までに軽食にしてもらい、以後絶食となります。水分は検査2時間前まで可能です（水、緑茶のみ）。
- ☐ 観察のために口紅を落としてもらいます。

016

- ☐ 誤嚥や危険防止のために義歯、眼鏡は外します。

検査中

- ☐ 消泡剤を内服し、咽頭麻酔をかけますが、気分が悪くなったら必ず伝えるよう説明します。
- ☐ 腹部をしめつけないようベルトやボタンをゆるめ、体位は左側臥位で行います。
- ☐ 検査中は、マウスピースをくわえます。
- ☐ ファイバースコープ挿入時、咽頭反射が誘発され、肩・首・喉に力が入るため、できるだけ力を抜くよう促します。
- ☐ 誤嚥防止のため、唾液は飲み込まずに口から出すよう指導します。

検査後

- ☐ 1時間程は喉頭麻酔が覚めないので唾液は飲み込まず出してもらいます。
- ☐ 鎮痛薬の効果がきれるまでリカバリー室で休んでもらい、その間に悪心、腹痛、めまい等異常がないか確認します。
- ☐ 検査後1時間でむせ込まなければ飲食を再開できます。ただし生検を行った場合は、出血を助長させるため、当日の飲酒は禁止となり、食事も消化によい物にします。
- ☐ 生検の結果が出るには、1〜2週間かかります。

プラスアルファ

内視鏡類似検査

◇**狭帯域光観察**（NBI：narrow band imaging）は、粘膜表面の微細な血管を観察します。腫瘍やがんの早期発見や診断が可能です。

◇**超音波内視鏡**（EUS：Endoscopic ultrasonography）は、内視鏡と超音波装置を組み合わせたものです。消化管に超音波内視鏡を挿入し、消化管壁内に存在する病変や腫瘍深部あるいは消化管外の情報が得られます。
適応：消化管粘膜下腫瘍・がん・悪性リンパ腫（深達度、リンパ節転移）など
※検査時間が長くなるため鎮痛薬を多く使います。

◇**緊急対応**［異物除去・止血］
異物除去：PTPシートや義歯などを飲み込んだとき、X線で位置の確認後行われる緊急処置です。
止血：上部消化管より出血していることが疑われる場合、緊急に行われます。通常内視鏡を挿入し、症状にあった処置を行います。
※最終食事時間の確認が必要です。
※検査時には汚れてもよいように検査着に着替えます。
※義歯・眼鏡に加え、緊急時に備えて貴金属類も外します。

◇**膵胆管のEUS**（超音波内視鏡：endoscopic ultrasonography）
◇ **EUS-FNA**（超音波内視鏡下穿刺吸引法：endoscopic ultrasound-guided fine-needle aspiration）

先端に超音波の端子を組み込んだ内視鏡を消化管に挿入して直接肉眼では見られない消化管壁内にある病変、がんなど腫瘍の深達度を調べます。胆嚢ポリープの良性・悪性のおおよその診断。胆石・総胆管結石の有無、胆嚢がん・胆管がんの深達度と周囲の臓器との位置関係、周囲リンパ節の状態、慢性膵炎と膵がんの診断ができます。苦痛があり時間を要しますが、体外式の超音波検査より精密な画像が得られます。

鎮痛薬の使用量が通常の上部消化管内視鏡検査より多いため、安静時間が長くなることを説明します。検査後の食事は、医師の指示を受けます。

下部消化管内視鏡検査
（colonoscope, lower gastrointestinal endoscopic examination）

患者協力度	食事・水分の制限	前投薬	所要時間の目安	この検査の特徴
前 ★★★★★ 中 ★★★ 後 ★	あり	あり	30〜40分 前処置の下剤内服からでは2〜3時間	・苦痛を伴う ・前処置の良し悪しが精度を左右する

どんな検査なの？

- 内視鏡を肛門より挿入し、直腸から結腸もしくは回腸末端にかけて観察します。

検査で何がわかるの？

- 大腸内病変の診断ができます。
- 診断の適応となる主な疾患：大腸がん、悪性リンパ腫、虚血性腸炎、カルチノイド、潰瘍性大腸炎、アメーバ赤痢、クローン病、腸結核、偽膜性腸炎、大腸憩室

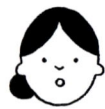
ここを伝える！　検査前・中・後の注意点

 検査前

- □ 前日の就寝前に下剤、当日に経口腸管洗浄薬（通常、溶解液にして2L）を服用してもらいます。状況に応じて追加したり、別の下剤に変更されることもあります（→プラスアルファ）。
- □ 前日の食事は繊維質や種のあるもの、きのこ類、海草類は避けてもらいます（パンフレットなどを使用し具体的に説明することが重要。特に、「こんにゃくはよし」と患者が判断する傾向にあるため注意する）。腸の状況によっ

- ては、医師から指示がでる場合があるので必ず確認します。
- 通常 21 時以降は絶食、水分は検査当日まで摂取可能です。ただし水、煎茶、番茶、麦茶、ウーロン茶、紅茶（砂糖、ミルクの入っていないもの）とします。
- 経口腸管洗浄薬の内服方法について説明し、便の性状が淡黄色で顆粒がなければ検査実施可能です。

検査中

- 検査時の体位は、通常左側臥位でスタートしますが、途中で仰臥位、右側臥位になってもらうため転落に注意します。

検査後

- 状態を観察するため、リカバリールームで休んでもらいます。検査後の食事は、生検の有無などで変わるので、検査後に説明があります。

プラスアルファ

腸管洗浄薬の内服方法

①ニフレック®
〈ニフレック 2 L 法〉
- 1 袋を水で溶解し、約 2 L の溶解液にします。
- 1 時間あたり 1 L の速さで服用します。
- 1 L 服用しても排便がない場合、排便があるまで服用を中断します。
- ニフレック溶解液服用中は、他の水分は取らないようにします（ニフレックが薄まり、浸透圧が変化し、脱水を引き起こす可能性があるため）。
- 歩く、軽い体操をする、マッサージなどを勧め、排便を促します。
- 便がきれいになってきたら、ナースコールを押してもらい、経過を見ます。
- カスがなくなり、透明な黄色の水様便になった時点で服用を中止します（憩室がある場合は、便の粒が残ることがあるので見極めが必要）。
- 6～7 回でも便がきれいにならない場合は医師に相談が必要です。
- ニフレック溶解液の最大量は 4 L までです。

〈ニフレック 1 L 法〉
- 1 時間あたり 1 L の速さで服用します。
- 排便 1 回目からナースコールを押してもらい便の性状を確認します。

②マグコロール P®
- 2 包（本剤 100 g）を水で溶解し、約 1800 mL の溶解液にします。
- 1 時間あたり 1 L の速さで内服します。
- マグコロール P は電解質異常を起こす可能性があるため、患者さんに既往を確認します。
- 最大量は 2400 mL までです。

③ビジクリア®
- 15 分ごとに 1 回 5 錠ずつ、200 mL の水分で計 10 回分（50 錠、2 L）服用します。
- 全て服用するには 2 時間半かかります。
- 錠剤を服用後の水分に制限があります。

④モビプレップ®
- モビプレップ 1 L、水またはお茶 500 mL で服用します。
- 便が透明になったら終了。
- 最大量は 2 L までです。

小腸内視鏡検査
(small intestinal endoscopic examination)

患者協力度	食事・水分の制限	前投薬	所要時間の目安	この検査の特徴
前　★★ 中　★★★★★ 後　★	前日は消化の良い物を摂取し、21時以降は絶食	あり	2〜3時間	・直接観察 ・治療できる ・侵襲が大きい ・X線被曝あり

 ## どんな検査なの？

- 経口もしくは経肛門的にファイバースコープを挿入して、小腸を直接観察します。色素や造影剤を用いて、粘膜の微細な凹凸や小腸腫瘍を観察できます。また生検も行うことができ、出血などの所見があるときはそのまま治療が行えます。
- バルーンを装着した小腸内視鏡（ダブルバルーン内視鏡）を使用して、腸管をたぐりよせながら内視鏡を進めていきます。腸管が癒着している場合は挿入が困難となり、穿孔の危険性が高くなります。
- 内視鏡の走行を確認するため、X線透視下で施行します。
- 上部、下部内視鏡検査では原因が不明の消化管出血に対して行われます。

 ## 検査で何がわかるの？

- 小腸出血、炎症性腸疾患（クローン病など）、消化管ポリポーシスなどの小腸病変を精査できます。
- 小腸の狭窄や閉塞の状態を観察できます。
- 生検によりがんの診断ができます。
- 止血術、腫瘍性病変切除術、狭窄に対するバルーン拡張術、異物除去などの内視鏡的治療も可能です。

ここを伝える！ 検査前・中・後の注意点

検査前

☐ 経肛門的に内視鏡を挿入する場合は下剤の内服が必要であり、下部消化管内視鏡検査（大腸内視鏡検査）に準じた前処置の説明をします。

検査中

☐ 狭窄がある場合など、痛みがでることがあることを伝え、我慢せず申し出てもらいます。

検査後

☐ 腹痛、嘔吐などの緊急時の対応として、病院の連絡先を伝えます。

プラスアルファ

小腸内視鏡の挿入方法

　これまで小腸は「暗黒の臓器」といわれてきました。その理由は口側からも肛門側からも距離が長いこと、また、小腸自体が6〜7ｍと長く、やわらかく曲がりくねっているため、内視鏡検査が困難であったからです。直接小腸内の様子をみることができないため、診断を難しくしていました。挿入型の機器を入れるのが難しいとされてきましたが、右図のようなダブルバルーン内視鏡挿入方法が開発されたことにより、小腸でも内視鏡検査が行えるようになりました。

　また、カプセル状の内視鏡を飲み込むタイプも新しい小腸の検査法として実施されています。

ダブルバルーン内視鏡の挿入方法

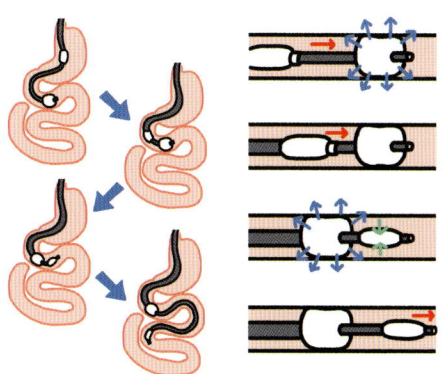

2つのバルーンを尺取虫のように交互に膨らませながら、小腸の奥まで内視鏡を進める

内視鏡的粘膜切除術
（EMR：endoscopic mucosal resection）

患者協力度	食事・水分の制限	前投薬	所要時間の目安	この検査の特徴
前 ★★★★★ 中 ★★★★ 後 ★★	あり	なし	30分～1時間 病変の個数や 大きさ・場所による	・苦痛を伴う治療である ・前処置の良し悪しが治療の精度を左右する ・消化管穿孔の危険性がある

どんな治療法なの？

- 消化管粘膜下の病変（主に悪性疾患）に対して、内視鏡を使用し、病変部および周囲の粘膜下層に生理食塩水を注入して粘膜下層を厚くすることで、固有筋層を傷つけずに切除する治療法です（隆起が少ない病変も対象）。
- 前投薬は、下部消化管を対象にする場合は大腸内視鏡検査、上部消化管を対象にする場合は、上部内視鏡検査に準じます。
- 食事や水分制限は、下部消化管の場合は大腸内視鏡検査と同様です。上部消化管を対象にする場合は、前日20時以降絶食とし、水分摂取は治療の2時間前まで可能です。
- リンパ節転移のない、病変が粘膜層にとどまっている早期がんが治療の対象になります。

この治療法で何がわかるの？ 何ができるの？

- 主に胃や大腸の有茎性ポリープ、早期がんの切除ができます。
- 胃がん、食道がん、大腸がんなどが対象となり、外科手術と同様に病変部を取り除くので、根治治療となる可能性が高くなります。

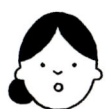 ## ここを伝える！　術前・中・後の注意点

処置前

- ☐ 消化管内視鏡検査に準じます。
- ☐ 電気メスを使用するため、アースをとります。
- ☐ 貴金属類や湿布などは外してもらいます。

処置中

- ☐ 消化管内視鏡検査に準じます。

処置後

- ☐ 粘膜が欠損している状態なので、医師の指示通り、食事制限や安静が必要となります。お酒、刺激物や消化の悪いものは避けるなど具体的に説明しましょう。
- ☐ 腹痛や下血などがみられた場合や、タール便がみられた場合は、受診するよう促します。

プラスアルファ

　ESD（内視鏡的粘膜下層剥離術：endoscopic submucosal dissection）とは、高周波メスで粘膜下層に生理食塩水を注入し、病変の周囲を全周性に、粘膜下層の線維や血管を切離することで、大きさに制限なく正確な一括切除できる治療法です。

　一方、EMRは内視鏡を用いて、病変にワイヤー（スネア）をかけ、高周波電流で焼き切る方法です。そのため、病変の大きさに制限があります。適応は、粘膜下層までにとどまっている早期がん（腺腫を含む）で、かつ転移病変がないことです。

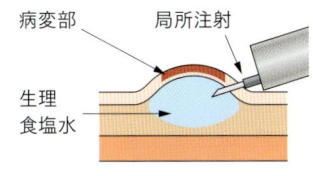
①生理食塩水を注入する

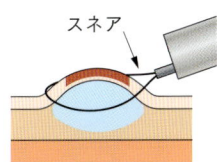
②スネアをかける

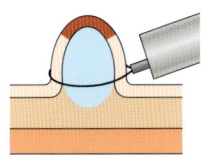
③スネアを絞めて通電して焼き切る

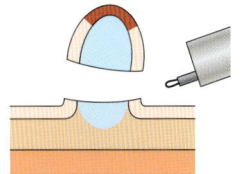
④切除組織を回収する

図　高周波スネアによるEMR

経皮内視鏡的胃ろう造設術

（PEG：percutaneous endoscopic gastrostomy）

患者協力度	食事・水分の制限	前投薬	所要時間の目安	この検査の特徴
前 ★★ 中 ★★★★★ 後 ★★★	あり 処置当日の食事や経管栄養の注入は中止する。治療2時間前までは、水または白湯のみ500 mLまで摂取してもよい	あり	15～30分程度	・比較的簡単な手技で造設できる

どんな治療法なの？

- 経皮内視鏡的胃ろう造設術（PEG）とは、経口的に栄養摂取が困難になった場合に、直接、胃に栄養を入れるためのいわゆる"第2の口"胃ろうを作る手術です。
- 中心静脈栄養や経鼻チューブからではなく、腹壁から直接胃内にチューブを挿入し、そこから栄養剤を注入して栄養管理を行います。
- 内視鏡を用いて非開腹的に手術を行うのが、経皮内視鏡的胃ろう造設術です。
- PEGの手技には、プル法・プッシュ法・イントロデューサー法・イントロデューサー変法などがあります（図、p.26）。筆者の施設では主にプル法とイントロデューサー法が行われています。

この治療で何ができるの？

- 経口摂取困難になった場合にも、消化機能があれば自然に近い形で栄養補給が可能となります。
- PEG造設の目的、適応、実施の禁忌と要注意例を以下にまとめました。

目的
- 経腸栄養アクセス
- 胃の減圧

適応

- 意識障害や嚥下障害などにより必要な栄養を自発的に摂取できないが、正常な消化管機能を有しているもの
- 4週間以上の生命予後が見込まれる成人および小児
- 誤嚥性肺疾患を繰り返しているもの

禁忌と要注意例

- 内視鏡が通過困難な咽喉頭、食道、胃噴門部の狭窄
- 大量の腹水貯留
- 極度の肥満
- 著明な肝腫大
- 胃の潰瘍性病変や急性粘膜病変
- 胃手術の既往
- 横隔膜ヘルニア
- 高度の出血傾向
- 全身状態不良で予後不良と考えられる例
- 消化管吸収障害

ここを伝える！　術前・中・後の注意点

処置前

- ☐ 手術着に着替えて貴金属類を外してもらいます。
- ☐ 処置後の身体外観変化をイメージできているかを確認し、必要時には補足をします。

処置中

- ☐ 内視鏡を挿入しながら処置をするため、会話ができません。サインを決め、意思疎通ができるようにしておきます。
- ☐ 局所麻酔を行いますが、完全に痛みが抑えられるわけではないので、痛みが強い場合は事前に決めたサインを送るよう伝えます。
- ☐ 体を動さないように注意してもらいます。

処置後

- ☐ 造設後にカテーテルの違和感や痛みや出血の有無を確認します。

プル法

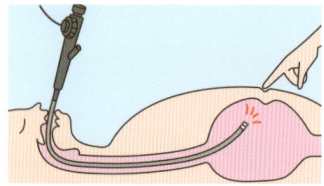

❶内視鏡を挿入し、空気を胃内に送り十分に膨らませて、胃ろうをつくる位置を確認します。

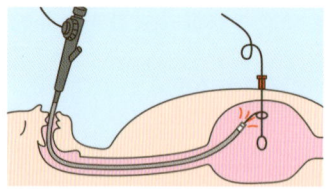

❷局所麻酔をしてから皮膚切開後、針を刺しループワイヤーを胃内へ挿入します。これを内視鏡のスネアでつかみ、内視鏡とともに口の外まで出します。

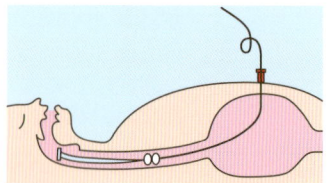

❸ループワイヤーに、胃内へ留置するカテーテルチューブをしっかり結び、胃内に引き入れていきます。

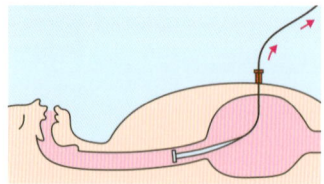

❹カテーテルチューブに接続されたループワイヤーを腹壁側から引き、カテーテルチューブを食道から胃内に引き込みます。

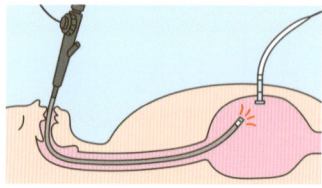

❺もう一度内視鏡を挿入し、カテーテルがしっかり留置されたかを確認します。

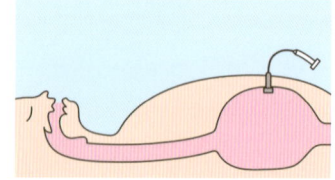

❻腹壁にストッパーを装着したら手術終了です。

イントロデューサー法

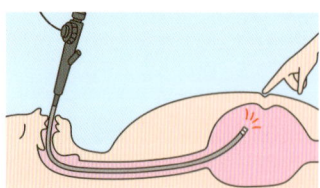

❶内視鏡を挿入し、空気を胃内に送り十分に膨らませてから、胃ろうをつくる位置を確認します。

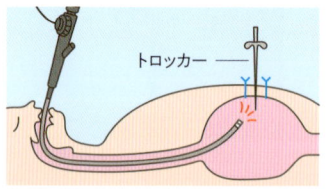

❷局所麻酔をしてから胃壁固定を行った後、皮膚切開後トロッカーを胃に刺入します。

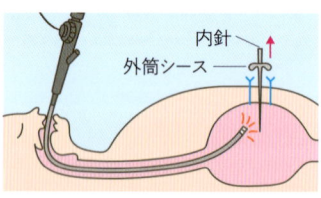

❸トロッカーの外筒シースが胃内にあることを確認し、内針のみを抜去します。

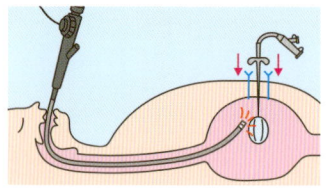

❹外筒を介してカテーテルチューブを挿入し、カテーテル先端のバルーンを滅菌精製水で充満させた後、外筒シースを分割して取り除きます。

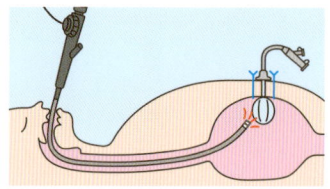

❺ストッパーを装着します。

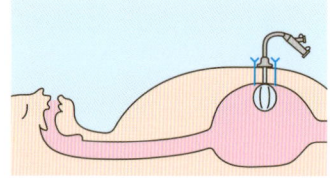

❻手術終了です

※オリンパスホームページより引用一部改変

part2
画像検査

単純X線撮影
（X-ray photography, plain roentogenography）

患者協力度	食事・水分の制限	前投薬	所要時間の目安	この検査の特徴
前　なし 中　★ 後　なし	なし	なし	数秒 （撮影時間）	・簡便で、侵襲が少ない ・二次元画像 ・X線被曝あり

 どんな検査なの？

- X線を目的の部位に照射して、透過したX線を検出器（フィルムやイメージングプレートなど）でとらえ、モノクロ画像化したものです。体の骨、関節、歯や胸部、腹部の形態がすぐにわかるため、臨床では多く行われています。
- 造影剤を使用せず、CTなどより被曝量が少なく、繰り返し撮影が可能です。

 検査で何がわかるの？

- 空気や骨を描出しやすいので、胸部疾患や骨病変の診断で、最初に行われる検査です。
- 主に下の表の診断時に行います。

胸部	肺炎、腫瘍、胸水、気胸、心拡大など
腹部	腸閉塞、消化管穿孔による腹腔内遊離ガスの有無、腎結石、胆石など異常な石灰化の有無など
四肢	骨折、関節炎、骨腫瘍の有無など

# ここを伝える！ 検査前・中・後の注意点

検査前
- ☐ 撮影部位によって、体位を変えたり、息止めなど協力が必要です。
- ☐ 撮影部位にかかる金属やボタンがあるものは外してもらいます。

検査中
- ☐ 撮影台からの転落や、体の一部を撮影器具にはさんだりしないように注意を促します。

検査後
- ☐ 日常生活上、特に制限はありません。

患者さんからのよくある質問

Q. どれぐらい被曝するの？
A. 胸部X線撮影では皮膚にあたる線量は0.4 mGy程度であり、体の中心部に入る線量はその約10分の1程度です。

Q. 単純X線撮影とCTの違いは？
A. 同じX線ですが、CTは断層撮影なので、より詳しく診断できます。

CT 検査
（コンピュータ断層撮影；computed tomography）

患者協力度	食事・水分の制限	前投薬	所要時間の目安	この検査の特徴
前 ★★★ 中 ★★★ 後 ★	なし	なし	10〜15分	・X線被曝あり ・短時間

どんな検査なの？

- CTとは、身体にX線を照射して、その吸収率の違いをコンピュータ処理することで画像化する検査です。単純X線では得られない、臓器の断層面を映し出すことができます。
- 移動寝台に仰向けに寝てもらった状態で、ガントリーと呼ばれる円筒状の装置に入り、スキャンしていきます。
- 現在は螺旋状に連続撮影することで、断層面がずれないヘリカルCTや、複数の検出器を用いて広範囲・短時間での撮影が可能になったマルチスライスCTが主流です。
- 造影剤を使用しない単純CT（非造影CT）と造影剤を使用した造影CTがあります。造影CTの主な適応は、腫瘍、炎症、血管性病変です。造影剤を用いることで、より精細な異常を確認することができます。

検査で何がわかるの？

- 主に下記の表の診断に使われます。
- 確実な確定診断を目的に実施します。
- 検査時間が短いので、重症患者や緊急の外傷患者にも適しています。

頭部	脳腫瘍、脳梗塞、脳出血などの脳疾患の鑑別
胸部	肺がん、肺炎、胸部大動脈瘤、胸水の有無の確認
腹部	肝臓がん、膵臓がん、腎臓がん、腎嚢胞、尿管結石、膀胱疾患、子宮・卵巣疾患、前立腺疾患
四肢	膝関節、股関節、手足の病変
その他	外傷、リンパ腫の確認、石灰化・骨化病変など

ここを伝える！ 検査前・中・後の注意点

検査前

- □ 金属類は、X線の透過性が低く、白く写ってしまうため、撮影部位にかかるものは外してもらいます。

  〈持ちこめないもの〉
  入れ歯、補聴器、眼鏡、アクセサリー、ヘアピン、鍵、金属のプリント

- □ 撮影部位によっては体位を変えてもらう場合があります。腰痛など身体に痛みがある場合は枕などを使い安楽な姿勢がとれるよう工夫します。
- □ 造影剤を使用する場合は、造影剤の副作用が出現したことがないか確認します。
- □ 閉所恐怖症ではないかを確認します。

検査中

- □ 狭い機械の中に入るので、閉所が苦手な人には近くに放射線技師と看護師がいることを伝え、気分が悪くなったら知らせるように説明します。
- □ 造影CTの場合、造影剤の注入によって急激に血管が拡張し、体が熱く感じます。薬の作用なので心配ないことを伝えます。
- □ 造影剤使用時には、頻度は高くないものの、副作用が発生することがあります。悪心・嘔吐、痒み、呼吸苦、動悸などの症状がでたら、我慢せずにすぐに伝えるよう指導します。

検査後

- □ 遅延性の副作用がでる可能性があるので、悪心・嘔吐、痒み、発疹、熱感、頭痛、倦怠感などの症状がないか確認します。帰宅後にそのような症状が出現した場合のために緊急連絡先を伝えます。
- □ 造影剤は尿中に排泄されるので、検査後は十分な飲水を勧めます（150～200mL以上）。
- □ 食事制限はないので、検査後は通常の食事を摂ってもかまいません。

プラスアルファ

被曝が心配です

　X線により被曝の可能性はありますが、医療で使われるX線の量は体に影響が出るといわれている量より少ない量を使用しています。また、最近は撮影時間も短縮され、必要最小限の被曝にとどめるよう注意を払っています。
　ただし、妊娠している女性、特に妊娠8週目くらいまでは、放射線に対して赤ちゃんが非常に敏感な時期なので、下腹部の検査については慎重に行わなければなりません。

CTガイド下針生検
（CT-guided needle biopsy）

患者協力度	食事・水分の制限	前投薬	所要時間の目安	この検査の特徴
前 ★★ 中 ★★★★ 後 ★	あり	なし	数十分〜 ケースにより異なる	・穿刺が確実に到達しているかを画像として確認できる

 ### どんな検査なの？

- 治療方針決定のために生検による確定診断が必要な場合に行われます。
- CTのモニターで穿刺部位までの距離や角度を確認しながら、病変部に体表から生検用の針を刺して、組織を採取します。
- 対象は主に肺や骨盤の深部にある病変部です。

 ### 検査で何がわかるの？

- 確定診断や治療効果の判定ができます。

 ## ここを伝える！ 検査前・中・後の注意点

検査前

- ☐ 穿刺しやすい体位での同一体位の保持が必要な検査なので、苦痛があるときは伝えてもらうよう説明します。
- ☐ 撮影部位にかかる金属やボタンがある場合は、X線を透過しにくく画像に白く写ってしまうため検査着に着替えてもらいます。

検査中

- ☐ 息止めなどの協力が必要になります。
- ☐ 危険なので不意に動かないように注意を促します。
- ☐ 体位の保持がつらそうな様子がみられたり、訴えがあった場合は、検査に支障のない範囲で体位を整えることを説明します。

検査後

- ☐ 呼吸苦、咳嗽などの症状が出たら申し出てもらいます。

MEMO

MRI 検査
（磁気共鳴画像：magnetic resonance imaging）

患者協力度	食事・水分の制限	前投薬	所要時間の目安	この検査の特徴
前 ★★★ 中 ★★★ 後 ★★	あり 上腹部検査の場合	あり 経口消化管造影剤は30分前に投与	15〜40分 部位による 全身だと50分程度	・非侵襲的 ・任意の方向の断面画像が得られる ・X線被曝なし

どんな検査なの？

- 非常に強い磁石でできたトンネル状の機器の中に入り、電磁波を照射して人体のさまざまな断面を撮像する検査です。
- X線を使わないため放射線被曝はなく、非侵襲的に体内の状態を把握できます。撮影時間も比較的短く、患者さんの負担も少なくてすみます。
- 特に脳や頸部動脈、卵巣、前立腺など下腹部、脊椎、四肢などの病巣に関して有用な画像検査です。
- 造影剤を使用しない単純MRIと造影剤を使用した造影MRIなどがあります。

検査で何がわかるの？

- 下記の表の診断に使われます。
- 診断だけでなく治療・手術の際の病変の部位の位置、周辺臓器との位置関係も把握できます。
- 骨や石灰化の影響を受けないので、脳内の構造を詳細に画像化できます。

頭部	脳梗塞、脳出血、脳動脈瘤、くも膜下出血、脳腫瘍、アルツハイマー型認知症、パーキンソン病、多発性硬化症、髄膜炎、頭蓋骨折など
胸部	肺気腫、肺がん、肺線維症、胸部大動脈瘤、胸腺腫、悪性リンパ腫、食道がんなど
腹部	肝臓がん、膵臓がん、腹部大動脈瘤など
骨盤内	子宮がん、卵巣がん、前立腺肥大、前立腺がんなど
脊椎	脊髄腫瘍、椎間板ヘルニア、脊柱管狭窄症、変形性脊椎症など

ここを伝える！　検査前・中・後の注意点

検査前

- ☐ 手術などで体内に金属類が入っていないか確認します。人工関節や心臓ペースメーカーなども磁気共鳴によって体や検査結果に影響をおよぼす可能性があります。
- ☐ 検査着に着がえて、時計やベルトなど貴金属類は外してもらいます。また、入れ歯や眼鏡、かつら、カラーコンタクトレンズ、クレジットカードなど磁気に影響があるものは検査には持ち込めません。
- ☐ 入れ墨がある場合は、原則として検査を受けられません。また、眉などのアートメイクやネイルアートも金属を含有していることがあり、低温火傷をする場合があります。検査部位と離れている場合は検査を行うこともありますが、医師の判断でCTへの変更も検討されます。
- ☐ 閉所恐怖症ではないかを確認します。

検査中

- ☐ 検査中は工事現場のような大きな音がするので、耳栓やヘッドホンをしてもらいます。
- ☐ 痒みや悪心・嘔吐、動悸、発疹などの症状がでた場合や、閉所で緊張感が高まり気分が悪くなったら、早めに知らせるように伝えます。

検査後

- ☐ 造影剤を使用した場合は、副作用が出ていないか確認します。造影剤は尿中に排泄されるので、十分に水分を摂取するよう指導します。

プラスアルファ

特に注意が必要な患者さん
- 妊娠16週目未満の妊婦（安全性が確立されていない）
- ペースメーカーをつけている（以前は禁忌だったが、MRI対応ペースメーカーも一部使用されている）
- 心臓手術や頭部手術、その他大きな手術経験がある
- 人工関節や金属（ステント、義眼、義手、義足）が入っている
- 閉所に恐怖感あるいは圧迫感がある
- 腰痛など体に痛みがある（枕などで安楽な姿勢が取れるように工夫する）

PET 検査
(陽電子放射断層撮影：positron emission tomography)

患者協力度	食事・水分の制限	前投薬	所要時間の目安	この検査の特徴
前 ★★ 中 ★★★ 後 なし	あり （FDG投与前4～6時間）	なし	注射1時間後に撮影、撮影時間は30分程度 （遅延像として2～3時間後に撮影することもある）	・X線被曝あり

どんな検査なの？

- 体内の臓器・組織で行われているブドウ糖や酸素の代謝、血流、神経伝達物質の受容体の分布などの生理機能情報を画像化し、診断する装置です。
- 体内で代謝される物質にポジトロンという陽電子を放出する核種で標識した薬剤（放射性薬剤）を投与し、その放射線をPETカメラで体外から捉えます。代謝が盛んな臓器や組織ほどこの薬剤が集まるため、それらの機能を画像化し、異常を見つけることができます。
- がん細胞は正常な細胞に比べてブドウ糖の代謝が盛んで、悪性度が高いほど代謝が亢進するという性質を利用して、ブドウ糖に類似したFDGに放射性核種(^{18}F)で標識した^{18}F-FDGを投与し、がんの部位の特定や大きさ、悪性度などを調べることができます。
- 放射線被曝があるため、妊娠中、妊娠の可能性がある場合は検査できません。また授乳中の女性も避けたほうがよい検査です。

検査で何がわかるの？

- 悪性腫瘍の描出、原発不明がんの検索
- 病変の良性か悪性の鑑別および悪性度の評価
- 脳梗塞、アルツハイマー型認知症の早期発見
- 心筋梗塞など虚血性心疾患の診断
- 臨床病期の判定（局所進展範囲、転移の有無・部位）
- 治療後の効果判定
- 悪性腫瘍の再発診断
- 炎症性疾患（肺炎、膿瘍など）

ここを伝える！ 検査前・中・後の注意点

検査前

- ☐ 食事などにより血糖値が高くなると、病変部位外にも放射性薬剤（^{18}F-FDG）が集積し、病変部を検出しにくくなるため、検査前6時間は絶食してもらいます。
- ☐ 糖尿病の患者さんの場合、糖尿病治療薬の服用、インスリン注射は中止になります。ただし、検査当日食事をする際は、血糖値の上昇を防ぐため、通常通り薬の服用、インスリンの注射をしてもらいます。
- ☐ 使用した筋肉に ^{18}F-FDG が集積することを防ぐため、検査前日は激しい運動を避けること、また薬剤投与後は安静にすることを説明します。
- ☐ 投与した ^{18}F-FDG は尿中に排泄されるため、尿が膀胱にたまっていると正しい画像が得られません。検査直前に排尿を促します。

検査後

- ☐ ^{18}F-FDG は尿中に排泄されるため、多めに水分をとってもらいます（500 mL）。
- ☐ 授乳中の女性は、^{18}F-FDG 投与後24時間は授乳中止とし、乳幼児との密接な接触も12時間は避けるよう指導します。

プラスアルファ

- 高血糖があると正確な結果が出ないこともあるため、事前の血糖コントロールが必要です。
- 保険適応は早期胃がんを除く悪性腫瘍の病期診断、および転移・再発診断、てんかん（外科治療のための病巣診断）、虚血性心疾患における心不全、心サルコイドーシスの診断となります。

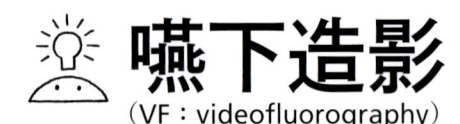

嚥下造影
（VF：videofluorography）

患者協力度	食事・水分の制限	前投薬	所要時間の目安	この検査の特徴
前　なし 中　★ 後　なし	なし	なし	20分程度	・画像を見ながら、リアルタイムに嚥下の状態を確認できる ・X線被曝あり

⇨ どんな検査なの？

- 造影剤が含まれたさまざまな形態の食物を摂食し、X線透視装置にて嚥下時の口腔内、咽頭・喉頭の動きを観察・記録していきます。体位を変え、安全に嚥下できる姿勢を確認します。
- 食物の形態はとろみがついたもの、ゼリー状、蒸しパンなどいろいろなものを用意して、状態にあわせて選択し、嚥下の状態を観察していきます。
- 嚥下訓練の効果を判定するためにも行われます。

⇨ 検査で何がわかるの？

- 嚥下障害の有無、程度（誤嚥はないか、食物残渣の有無とその部位）を調べます。
- 食物の形態による嚥下状態の違いがわかります。
- 術後の嚥下機能の状態が確認でき、そこから嚥下訓練の開始レベルを決めたり、避けたほうがよい食物形態をみきわめます。
- パーキンソン病、重症筋無力症、脳血管障害などによる嚥下障害の状態・程度がわかります。

ここを伝える！ 検査前・中・後の注意点

検査前

- □ 普段の状態を確認したいので、無理をしないでいつも通りの状態で検査を行うようにします。
- □ 専用の検査着に着替え、X線を透過しにくく、画像に写る金属性の留め具やボタンのある下着は外してもらいます。
- □ 貴金属など画像に影響をおよぼすものはあらかじめ体から外してもらいます。

検査中

- □ 普段摂食している姿勢で検査を行います。経口での食事を長期間していない患者さんは30度仰臥位、頸部前屈位より開始し、安全を確認しながら角度を徐々に上げていきます。
- □ 体位が保持できないときは、ベルトなどを使用し固定することを説明します。

検査後

- □ 口の中に残渣が残ることがあるので、うがいをして口腔内をきれいにします。
- □ その他、特に制限はありません。

MEMO

胃・食道造影（上部消化管造影）
（upper gastrointestinal contrast study）

患者協力度	食事・水分の制限	前投薬	所要時間の目安	この検査の特徴
前 ★★ 中 ★★★ 後 ★★	あり 前日20時以降絶食。水分、味のある物、煙草、ガムは消化液の分泌を促進するため当日朝より禁止食	あり	約10〜20分	・侵襲が少ない ・X線被曝あり

▶ どんな検査なの？

- バリウムの乳化剤を飲んでもらい、食道から胃・十二指腸までの上部消化管をX線造影します。

▶ 検査で何がわかるの？

- 食道、胃、十二指腸の疾患の発見と診断。特に食道がん、胃がん、胃・十二指腸潰瘍の診断に多く行われます。
- 食道・胃の内腔を全体的に描出して、粘膜や粘膜下の病変の診断や、潰瘍などの病変の位置・大きさ・周辺臓器との関係などを評価することができます。

特に注意が必要な患者さん

　バリウムを誤嚥すると重篤な肺炎を併発します。高齢者など、食事中や水などを飲んだときによくむせる人は嚥下機能が低下している可能性があり、誤嚥を起こしやすいので注意が必要です。

　検査前に胃の蠕動運動を抑える目的でブスコパン®を筋肉注射する場合は、緑内障や心疾患、前立腺肥大、薬物アレルギーがある患者さんには注意が必要です。ブスコパン禁忌であれば検査技師、または医師にブスコパン筋肉注射の有無・グルカゴン®筋肉注射への変更を確認します。

ここを伝える！ 検査前・中・後の注意点

検査前

- ☐ 検査着に着替えていただきます。撮影部位にかかる金属やボタンがあるものはＸ線を透過しにくく、画像に白く写ってしまうため、外していただきます。
- ☐ 検査までは、なるべく唾を飲み込まないよう伝えます。

検査中

- ☐ 検査中は患者さん自身で、検査台の上で立位・臥位・腹臥位・仰臥位など頻繁に体位変換してもらうため、検査台から転落したり検査台可動部分へ巻き込まれないよう注意します。
- ☐ バリウム内服後に発泡剤を飲みますが、噯気（げっぷ）を我慢するように伝えます。

検査後

- ☐ 検査終了後は腸の中で残存したバリウムが固まらないように、いつもより水分を多めに取ってもらうこと、下剤の服用について説明します。
- ☐ 食事は、検査30分後から摂取可能です。
- ☐ 腸の動きが止まっているため、一度にたくさん食べると悪心や嘔吐を生じることがあるので、6～8分目に控えるよう説明します。
- ☐ バリウムの排泄が不十分な場合、腸管でバリウムが固まり腸閉塞を起こすことがあります。バリウム便から通常便への移行まで自身で観察してもらいます。一定時間以上経っても移行しなかった場合は、下剤を追加内服するよう説明します。

プラスアルファ

通常のＸ線検査と違うのは、バリウムを飲んで、さらに発泡剤で胃を膨らませて撮影するという点です。バリウムと発泡剤を飲むと、胃の中では発泡剤から発生した炭酸ガスで胃が膨らみ、バリウムが内壁のほうへ押しやられて付着します。消化管の内壁をはっきりと写し出すためには、内壁に薄くバリウムを付着させなければなりません。そのため、検査台を動かしたり、患者さん自身に体の向きを変えてもらったりして、バリウムを胃の内壁全体に行き渡るようにしています。

通常検査前に胃の蠕動運動や胃液の分泌を抑えるために、ブスコパン®などの鎮痙薬を筋肉注射します。しかし、消化管の機能を見る検査では鎮痙薬の筋肉注射はしません。鎮痙薬には副作用を伴うことがあるので、注射前に問診を行います。

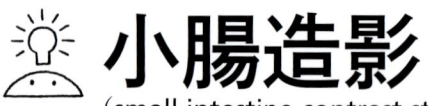

小腸造影
(small intestine contrast study)

患者協力度	食事・水分の制限	前投薬	所要時間の目安	この検査の特徴
前 ★★★ 中 ★★★★ 後 ★★	あり 前日夕食は軽食、 当日は朝から絶飲食	なし 前日就寝前に 下剤内服	30～180分 程度	・検査時間が長い ・X線被曝あり ・前処置が重要

どんな検査なの？

- バリウムを飲む方法で行う場合（経口小腸造影法）と、鼻から細い管を小腸起始部まで挿入し、その管からバリウムと空気を注入して撮影する方法（経管的二重造影法）があります。
- 経管的二重造影法は、経口小腸造影法に比べて、造影剤の量を調節でき、病変の疑いのある場所に確実に造影剤を送り込めるなどのメリットがあります。欠点は、バリウムが小腸全域に行き渡るのに個人差があり、時間がかかることです。

検査で何がわかるの？

- 腸の粘膜の状態、潰瘍、小腸自体の奇形、外傷、潰瘍、腫瘍、狭窄、イレウス、炎症性疾患などの有無、病変の範囲、癒着などを診断します。
- 原因不明の消化管出血、吸収機能障害、小腸拡張性・低緊張性などの運動機能的疾患、異物、寄生虫、位置異常による他臓器の間接的診断などに用いられます。

ここを伝える！　検査前・中・後の注意点

検査前

- [ ] 検査前日の就寝前に下剤を服用してもらいます。
- [ ] 便が大腸内に残っていると確実な診断ができないため、絶食、下剤の服用や水分をたくさんとるなどの前処置が重要であることと、具体的な方法を説明します。
- [ ] 造影剤で衣服を汚す可能性があるため、また、画像に影響がでるので身に付けている物は外し、検査着を着てもらいます。特に湿布などの貼付薬なども影響をおよぼすので、貼付していればはがすように促します。
- [ ] 小腸の蠕動運動を抑えるために、鎮痙薬（ブスコパン®）を筋肉注射する場合があることを説明します。
- [ ] 前日の夕食は軽食、当日は朝から絶飲食です。ただし、空腹に耐えられない場合は、水、お茶、砂糖入り紅茶を適宜とることが可能です。

検査中

- [ ] 検査が長時間になることがあります。

検査後

- [ ] 上部消化管造影に準じます（p.41）。

プラスアルファ

造影剤としては通常、上部消化管検査で用いるよりも低い濃度のバリウム造影剤を用いますが、消化管閉塞や穿孔が疑われる症例ではヨード造影剤（ガストログラフィン®）を用います。

注腸検査（下部消化管造影）
（lower gastrointestinal contrast study）

患者協力度	食事・水分の制限	前投薬	所要時間の目安	この検査の特徴
前 ★★★★★ 中 ★★★★★ 後 ★★	あり	なし 前日就寝前に 下剤内服	15〜20分 程度	・X線被曝あり ・苦痛が大きい ・前処置が重要

⇨ どんな検査なの？

- 肛門から専用のチューブを使用して、造影剤（バリウム）を注入後、空気を注入して大腸を膨らませます。体位変換などで、バリウムを腸壁全体に行き渡らせ、直腸から回腸末端まで逆行性にX線撮影を行います。

⇨ 検査で何がわかるの？

- 大腸・直腸・肛門の病変の有無を検索し、大腸がんのほか大腸ポリープ、クローン病、潰瘍性大腸炎、大腸憩室などが診断できます。大腸粘膜の性状や大腸の走行、他臓器との関係性も観察できます。

ここを伝える！ 検査前・中・後の注意点

検査前

- ☐ 検査前日は低残渣食の検査食を購入して食べてもらい、就寝前に下剤を服用してもらいます。
- ☐ 検査の数日前より検査食を食べてもらいます。水分制限はありませんが、早朝の空腹をまぎらわす程度にとどめてもらいます。
- ☐ 便が大腸内に残っていると確実な診断ができないため、絶食、下剤の服用や水分をたくさんとるなどの前処置が重要であること、具体的な方法を説明します。
- ☐ 造影剤で衣服を汚す可能性があるため、また、画像に影響がでるので身に付けている物は外し、検査着を着てもらいます。特に湿布などの貼付薬なども影響をおよぼすので、貼付していればはがすように促します。
- ☐ 大腸の蠕動運動を抑えるために、鎮痙薬（ブスコパン®）を筋肉注射する場合があり、過敏症などの既往を確認します。

検査中

- ☐ バリウムと空気の注入により気分が不快になったり腹痛が出現したりしますが、特に治療が必要な状態ではないので心配しないよう伝えます。
- ☐ その他は、上部消化管造影に準じます（→ p.41）。

検査後

- ☐ 上部消化管造影に準じます。

プラスアルファ

Q. 内視鏡検査と注腸検査の違いは？
A. 内視鏡検査は大腸にファイバースコープを入れ、肉眼的に病変をみるのに対し、注腸検査は大腸に造影剤を入れて画像として間接的に情報を得るものです。
腸粘膜の変化をみたい場合は内視鏡検査、腸内の状態をみたい場合には注腸検査が適しています。

特に注意が必要な患者さん

- ストーマを造設している患者さん
- 大腸がんなどで完全に腸が閉塞してしまった患者さん：下剤を服用すると急激な腸閉塞の悪化や大腸の穿孔などを起こす場合があるため、検査前に腹痛・腹満感等の体調不良がないか確認します。

ERCP（内視鏡的逆行性胆管膵管造影）
(endoscopic retrograde cholangiopancreatography)

患者協力度	食事・水分の制限	前投薬	所要時間の目安	この検査の特徴
前 ★★ 中 ★★★★ 後 ★★★	あり 前日20時以降絶食。 水分は検査2時間前から禁止	なし	30分	・診断と同時に治療が行える ・X線被曝あり

どんな検査なの？

- 十二指腸内視鏡を用いて、十二指腸乳頭開口部から膵管や胆管にファイバーを挿入します。そこから造影剤を注入し膵・胆管をX線透視下で造影する検査です。
- 生検や検体採取も行うことができます。胆石の採石やドレナージなど、治療が必要なときはそのまま移行できます。

ERCP ファイバーの総胆管への挿入位置

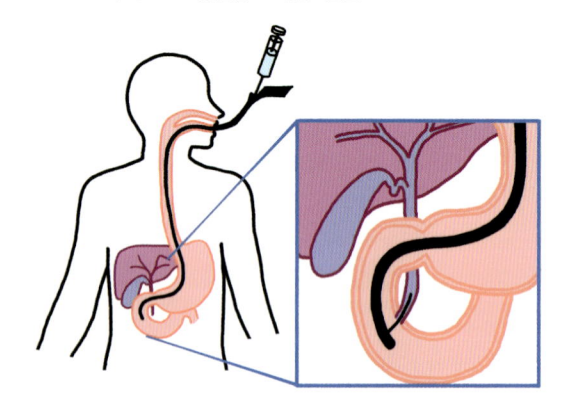

検査で何がわかるの？

- 次の表の疾患の診断を行います。

胆道疾患	胆石症、総胆管結石症、肝内胆石症、胆管がん、胆嚢がん、先天性胆道拡張症
膵臓疾患	膵がん、慢性膵炎、膵管内乳頭粘液性腫瘍（IPMT）、膵石症
その他	十二指腸乳頭部がん、急性閉塞性化膿性胆管炎（AOSC）、閉塞性黄疸の原因検索など

ここを伝える！　検査前・中・後の注意点

検査前

- [ ] 検査着に着替えていただきます。撮影部位にかかる金属やボタンがあるものはＸ線を透過しにくく、画像に白く写ってしまうため、外してもらいます。

検査中

- [ ] 口から内視鏡を挿入するので、検査中は動かず、何かあれば手を上げて知らせるよう伝えます。

検査後

- [ ] 鎮痛薬を使用しているため、数時間はベッド上安静となります。
- [ ] 食事や水分は医師から指示が出てからになることを説明します。
- [ ] 腹痛や発熱などの自覚症状があった場合は申し出るよう伝えます。

MEMO

DIP（点滴静注腎盂造影）
（drip infusion pyelography）

患者協力度	食事・水分の制限	前投薬	所要時間の目安	ワンポイント
前 ★★ 中 ★★★ 後 ★	あり 検査前1食禁、 水分制限なし	なし	30〜50分 程度	・X線被曝あり

⇨ どんな検査なの？

- 静脈内投与された造影剤が、腎臓から尿管を経て膀胱へと移動する様子を観察し、腎機能やこれらの形態を調べます。

⇨ 検査で何がわかるの？

- 100 mLの造影剤を投与した後に時間を追って撮影することで、腎臓の排泄機能を調べることができます。
- 腎・尿管結石による尿路通過障害の程度や腎杯の変形、腫瘤の有無などを確認できます。

ここを伝える！ 検査前・中・後の注意点

検査前

- [ ] X線による放射線被曝があります。
- [ ] 造影剤投与後より時間を追って撮影をしていきます。検査に要する時間が長いため、検査前に排尿を済ませてもらいます。
- [ ] 正確に検査をするため、必要時には息止めをしたり、体位を変えるなど協力を求めます。
- [ ] 検査着に着替えていただきます。撮影部位にかかる金属やボタンがあるものはX線を透過しにくく画像に白く写ってしまうため、外してもらいます。

検査中

- [ ] 造影剤注入15分後に排尿を促します。
- [ ] 造影剤の投与によって血管が拡張され、身体が熱く感じることがありますが、正常な反応なので心配ないことを伝えます。
- [ ] 立位撮影もあるため、体位保持に協力してもらいます。
- [ ] 点滴刺入部の痛みがないか確認し、痛みがある場合は申し出てもらいます。

検査後

- [ ] 造影剤による副作用症状の有無や、めまいがないかを確認します（→P.8 造影剤の項参照）。

MEMO

VCUG（排尿時膀胱尿道造影）
(voiding cystourethrography)

患者協力度	食事・水分の制限	前投薬	所要時間の目安	この検査の特徴
前 ★ 中 ★★★★★ 後 ★	あり 検査前1食禁、 水分制限なし	なし 小児の場合、 鎮静薬あり	30〜50分	・痛みを伴う ・X線被曝あり

どんな検査なの？

- 尿道に挿入したカテーテルから膀胱内に造影剤を注入し、膀胱、尿道の形態を観察します。また最大尿意まで造影剤を注入して患者さんの排尿中の様子から機能を評価します。

検査で何がわかるの？

- 膀胱内に造影剤を充満させた状態で排尿することで、排尿時の膀胱と尿道の様子から、膀胱尿管逆流の有無や排尿時に膀胱頸部・尿道が正常に開大しているかどうかを調べることができます。
- 検査の対象となる疾患：膀胱尿管逆流、神経因性膀胱、溢流性尿失禁、膀胱頸部硬化

ここを伝える！ 検査前・中・後の注意点

検査前

- ☐ 正確に検査をするため、必要時は息止めをしてもらったり、咳きこんで腹圧をかけてもらうことがあります。
- ☐ 膀胱に造影剤を充満させるため、検査前に排尿を済ませるよう促します。
- ☐ 検査着に着替えていただきます。撮影部位にかかる金属やボタンがあるものはＸ線を透過しにくく、画像に白く写ってしまうため、外してもらいます。
- ☐ 小児の場合、医師の指示のもと鎮静薬（シロップ）を事前に服用する場合があります。

検査中

- ☐ 尿意を感じたら伝えるよう説明します。
- ☐ 排尿したくなったら立位や座位など体位を変えて排尿することを患者さんの羞恥心などに配慮して説明します。
- ☐ 造影剤や痛みの影響によるめまいの出現や気分不快がないか確認します。

検査後

- ☐ 造影剤の副作用と副作用出現時対応について説明します（造影剤の項参照→p.8）。
- ☐ 検査後は通常の食事でよいことを伝えます。
- ☐ 小児で鎮静薬を使用した際は、鎮静薬の覚醒度を確認します。

MEMO

脊髄腔造影（ミエログラフィ）
(myelography)

患者協力度	食事・水分の制限	前投薬	所要時間の目安	この検査の特徴
前 ★ 中 ★★★★★ 後 ★★★★	あり 検査前4〜5時間は絶食。 水分制限なし	なし	10〜20分 脊髄造影後 CTがある場合、 プラス5〜10分	・痛みを生じる ・X線被曝あり

▷ どんな検査なの？

- くも膜下腔に造影剤を注入してX線撮影することで、脊椎と神経の関係が明らかになります。造影後、脊髄の形態を知る目的でCT検査を追加することがあります。

▷ 検査で何がわかるの？

- 脊柱管内にある神経組織の圧迫や狭窄のある位置・程度、脳脊髄液の性状など、より正確に把握できます。

ここを伝える！　検査前・中・後の注意点

検査前

- ☐ 感染予防のため、当日は入浴ができないので、前日または当日検査前に入浴を済ませるよう説明します。
- ☐ 検査時間が長いため、検査前に排泄を済ませてもらいます。
- ☐ 補聴器、眼鏡、コンタクト、義歯、ヘアピン、ネックレス、指輪などの貴金属類は外すよう説明します。
- ☐ 造影剤によるショックなどの激しい副作用が起こったときに対応できるよう血管確保をします。
- ☐ その他、造影剤の項に準じます（→p.8）。

検査中

- ☐ 検査中は、撮影部位により体位を変更します。
- ☐ 脊髄神経症状（しびれ・痛み・麻痺など）の症状を感じたら申し出るよう伝えます。

検査後

- ☐ 検査後は、造影剤の頭蓋内への流入を防ぐため頭部挙上し、検査翌日までトイレ以外はベッド上安静になります。
- ☐ くも膜下腔からの髄液漏出により頭痛、悪心・嘔吐が出現することがあるので、症状がでたら申し出るよう伝えます。
- ☐ 検査後6時間以上排尿がない場合は、導尿を行う場合があります。

脊髄神経根造影・ブロック
（radiculography）

患者協力度	食事・水分の制限	前投薬	所要時間の目安	この検査の特徴
前 ★ 中 ★★★★★ 後 ★★★★	あり 検査前4〜5時間は絶食。 水分制限なし	なし	10〜20分 脊髄造影後CTが ある場合、 プラス5〜10分	・痛みを生じる ・X線被曝あり

どんな検査なの？

- X線透視下で造影剤を注入し、形態的に変化をきたしている神経根があるか、またその部位を確認するための検査です。神経ブロックを行い、障害された神経部位を確定します。

検査で何がわかるの？

- MRIだけで症状の原因になっている神経根を的確に診断するのは容易ではありません。神経根造影では、痛みの原因となっている神経根に針先が触れているかどうかが確認できます。また、神経根が腰椎のどこで圧迫されているかを推定できます。

ここを伝える！　検査前・中・後の注意点

検査中

- ☐ 神経根に針が触れると、臀部から足先に電気が走ったような鋭い熱い痛みが走ります。痛みを感じてもできるだけ体は動かさずに、口で訴えるように説明します。
- ☐ 痛みが出現した直後に造影剤を注入します。

検査後

- ☐ 神経ブロック後、痛みやしびれの変化を確認するため、それまで症状を引き起こしていた姿勢や動きをとってもらいます。

☐ 飲食、トイレ歩行は可能ですが、麻酔薬を使用するため、神経が一時的に麻痺して足に力が入らなくなります。安全のため2〜3時間はベッド上安静、もしくは車いすでの介助となります。

☐ 神経根ブロックを行った結果、ブロック前にあった症状がどれくらいよくなったか、何時間あるいは何日くらい効いていたかを次回受診時に確認します。

椎間板造影（ディスコグラフィ）
(discography)

患者協力度	食事・水分の制限	前投薬	所要時間の目安	この検査の特徴
前 ★ 中 ★★★★★ 後 ★★★★	あり 検査前4〜5時間は絶食。 水分制限なし	なし	10〜20分 脊髄造影後 CTがある場合、 プラス5〜10分	・痛みを生じる ・X線被曝あり

どんな検査なの？

- 椎間板内に針を刺入し、造影剤を注入して椎間板の変性の度合いやヘルニアの部位などを特定します。

- 現在ではMRIなどの画像検査の進歩にともない、以前ほど行われない検査ですが、MRIが禁忌の患者さんに適応になります。

part2 画像検査 055

検査で何がわかるの？

- 脊髄造影で多椎間にわたる変性を認め原因病変が不明な場合や、脊髄造影上異常を認められない外側型ヘルニアなどに有効です。
- CTと組み合わせることにより脱出の部位が正確に把握できます。

ここを伝える！　検査前・中・後の注意点

検査前

- ☐ 体位は、頸椎では仰臥位、腰椎では側臥位で行います。
- ☐ その他は脊髄腔造影に準じます（→p.53）。

検査中

- ☐ 椎間板の中央へ針を進めている最中に放散痛が出現することがあるので、もし痛みが出たら伝えてもらいます。

検査後

- ☐ 腰や下肢に重だるさや痛みが出ることがありますが、徐々におさまります。
- ☐ 痛みの出現部位や痛みの感じ方の変化が効果の指標であるため、日常生活で困っている痛みと比べて、検査後の痛みがどう変化したのか（いつもの痛みと同じか異なるのか？）を意識して生活するよう指導します。

関節造影（アルトログラフィ）
(arthrography)

患者協力度	食事・水分の制限	前投薬	所要時間の目安	この検査の特徴
前 ★ 中 ★★★★ 後 ★★	なし	なし	5〜30分	・痛みを生じる ・X線被曝あり

056

どんな検査なの？

- 関節内穿刺を行い造影剤または空気、あるいは両方を注入し、X線透視下で肢位を変えて異常像を観察します。
- 球関節などの股関節は、CT検査も合わせて行うと障害を受けている部分がわかりやすくなります。

検査で何がわかるの？

- X線では写らない関節腔の形状、広がりを明らかにします。造影剤の漏出の有無により、滑膜の増殖、関節面の不整、相対する関節面の適合性、靭帯損傷などがわかります。

ここを伝える！　検査前・中・後の注意点

検査前

- ☐ 検査部位を十分に露出できる服装で来てもらいます
- ☐ その他、脊髄腔造影に準じます（→p.53）。

検査中

- ☐ 検査は仰臥位で行います。
- ☐ 造影剤注入時、穿刺部位に重たい感じや体が熱くなることがありますが、徐々におさまることを説明します。

検査後

- ☐ 穿刺部位の清潔を保つため入浴・シャワーは翌日からとし、検査した関節を安静にするように説明します。
- ☐ 帰宅後、検査部位の痛み・腫れ・発熱などの異常があれば、受診をするよう伝えます。

骨塩定量検査
（BMD：bone mineral density）

患者協力度	食事・水分の制限	前投薬	所要時間の目安	この検査の特徴
前　なし 中　★★ 後　なし	なし	なし	5〜15分	・微量のX線被曝あり ・骨粗鬆症診断の精度が高い

どんな検査なの？

- 骨塩定量（骨密度）は、特定の部位に微量のX線を照射し、骨の構成要素であるカルシウムやミネラル成分の量を測定すると同時に骨の強度を把握するための検査です。
- 骨塩定量検査はいくつかの方法がありますが、一般的に行われているのはDXA法（Dual-energy X-ray Absorptiometry：二重X線吸収測定法）です。これは、高圧・低圧2種類のX線を照射し、骨組織と軟部組織での吸収の差を利用し骨塩量を測定します。またコンピュータで計算し、年齢・体重を加味し骨密度を算出します。
- 測定部位は腰椎、大腿骨頸部、全身です。

検査で何がわかるの？

- 骨粗鬆症の診断
- 薬剤や栄養、運動療法などの治療効果の判定
- ホルモンバランスの異常や先天性の代謝骨疾患の診断（カルシウム代謝異常）
- 悪性腫瘍の有無

ここを伝える！ 検査前・中・後の注意点

検査前

- ☐ 微量ですがX線を使用するので、放射線被曝による影響があります。
- ☐ 金属類は、画像に影響が出るので外してもらいます。
- ☐ 1週間以内に核医学検査や造影剤を使用した検査を行った場合は体内に残っているRI（放射性同位元素）や造影剤の影響で正確に測定することができないため検査を受けることができません。
- ☐ 検査中の5〜15分は体を動かせないことを伝えます。
- ☐ X線を使用するため、妊娠中または妊娠の可能性のある場合は検査前に主治医、検査技師に申し出てもらいます。

検査中

- ☐ 検査台中央に仰向けになり、体軸が平行になるように協力してもらいます。
- ☐ 腰椎の撮影では膝関節と股関節を屈曲させるため、痛みが生じた場合は知らせるよう伝えます。

検査後

- ☐ 制限や注意点はありません。

プラスアルファ

骨粗鬆症は、1994年に「骨密度の低下により骨の強度が低下する疾患」と定義されており、骨密度が骨強度のほとんどを規定すると考えられていました。しかしその後、骨強度に影響をおよぼす因子が、骨密度と骨質であることが判明し、2000年に「骨粗鬆症とは、骨強度の低下を特徴とし、骨折のリスクが増大しやすくなる骨格疾患である」と定義が改定されました。例えば、骨のつくりは鉄筋コンクリートによくたとえられます。骨密度（カルシウム）はコンクリートで、骨質（コラーゲン）は鉄筋となります。そのため、従来、骨塩定量でカルシウム量を測定していましたが、それに合わせて、今日では骨質の検査も行われるようになりました。

骨粗鬆症治療薬の効果を判定する場合は、一般的に半年から数年に1回の頻度で検査を行います。

マンモグラフィ（乳房 X 線撮影）

（MMG：mammography）

患者協力度	食事・水分の制限	前投薬	所要時間の目安	この検査の特徴
前　なし 中　★★★ 後　なし	なし	なし	5分	・羞恥心への配慮が必要 ・X線被曝あり

どんな検査なの？

- 乳房を専用の装置で撮影します。板と板の間に乳房を引き出して圧迫し、薄く伸ばして撮影することで乳腺腫瘍の有無を調べます。
- 乳房を引き出すのは、できるだけ多くの部分を撮影するためです。
- 撮影は MLO（内外斜位方向）と CC（頭尾方向）撮影の 2 方向から行います。
  MLO：内側から挟み込んで撮影
  CC：上から挟み込んで撮影

マンモグラフィのイメージ

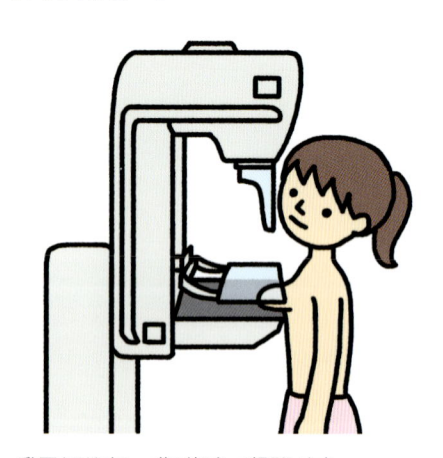

乳房を引き出し、薄く伸ばして撮影します。
引き出すことでより正確に、多くの部分を撮影します。

検査で何がわかるの？

- 乳腺疾患、特に乳腺腫瘍の有無、性状診断

ここを伝える！　検査前・中・後の注意点

検査前

- ☐ 不安、羞恥心などのためにしっかり体位がとれないと不十分な検査になってしまう恐れがあるので、どんな検査であるかをしっかり説明します。
- ☐ 乳腺はホルモンと関連があり、乳房が張っていると痛みがでる可能性があります。乳房は月経後のほうが張っていないのでなるべくその時期に検査をすることを勧めます。

検査中

- ☐ 圧迫時、痛みがあるときは担当技師に伝えるよう説明します。

検査後

- ☐ 特に制限はありません。

患者さんからのよくある質問

Q. 被曝量はどのくらい？
A. 被曝は 0.1 msv で、東京 - ニューヨーク間を飛行機で行くときに浴びる自然放射線量の半分程度です。

Q. なんで乳房を引き出す必要があるの？
A. 圧迫することで乳房が薄くなり、撮影に必要な放射線が少なくて済みます。また、乳腺の重なりが少なくなるので、正確な結果が得られやすくなります。

part2　画像検査

骨シンチグラフィ
（bone scintigraphy）

患者協力度	食事・水分の制限	前投薬	所要時間の目安	この検査の特徴
前 ★ 中 ★★★ 後 ★	なし	なし	注射後3〜4時間後に撮影 撮影時間 30〜40分程度	・注射後撮影まで長時間になる

どんな検査なの？

- 骨代謝の盛んな部分に多く集積する放射性薬剤を静脈から投与し、造骨性骨病変を画像化するもの。放射性薬剤として ^{99m}Tc-HMDP、^{99m}Tc-MDPといったリン酸化合物を使用します。これらは骨を形成するハイドロキシアパタイトに結合することで集積すると考えられています。
- 正常像では頭蓋骨、脊椎、骨盤骨、長幹骨などに集積します。
- 骨髄炎の診断には、撮影中に急速静脈注射を行うダイナミック撮影が行われることもあります。
- 妊婦または妊娠している可能性のある場合、授乳中の場合には検査を実施しないこともあります。

骨シンチグラフィ撮影のイメージ

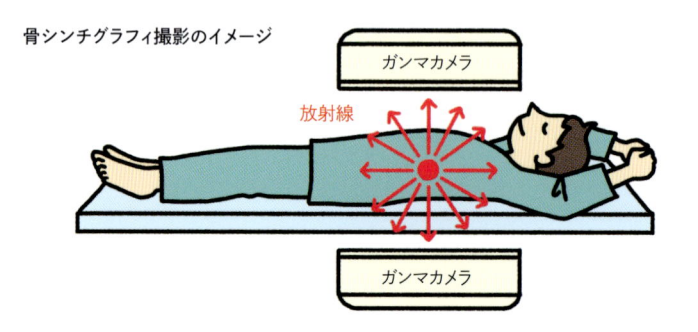

骨の組織に集まる性質を持つ、放射性薬剤（^{99m}Tc-HMDP、^{99m}Tc-MDP）を静脈注射します。そこから出る放射線を特別なカメラでとらえて全身の骨の様子を観察します。

検査で何がわかるの？

- 全身の骨病変をみることができます（表）。

・原発性骨腫瘍の評価や悪性腫瘍の骨転移検索
・疲労骨折や潜在性骨外傷、偽関節、骨髄炎の診断
・代謝性骨疾患の把握
・骨移植後の評価
・人工関節置換術後の感染やゆるみの評価
・異所性石灰化（転移性石灰化）、横紋筋融解症、アミロイドーシスなど軟部組織の評価

ここを伝える！　検査前・中・後の注意点

検査前

- □ 注射から撮影まで3～4時間程度かかります。
- □ 大きいカメラが身体や顔に近接するため、ストレスを感じる可能性があります。
- □ 金属は画像に影響が出るため外してもらいます（検査着を使用することもあります）。
- □ 放射性薬剤は尿中に排泄されるため膀胱の描出を最小にするとともに、骨盤周囲の病変の評価の妨げにならないように排尿してから撮影します。

検査中

- □ 放射性薬剤を使用するため、検査当日は乳幼児と密な接触をしないよう指導します。

検査後

- □ 授乳中の場合は検査後24時間は授乳できないこと、乳幼児や妊産婦との接触を避けることを説明します。

ガリウムシンチグラフィ
（gallium scintigraphy）

患者協力度	食事・水分の制限	前投薬	所要時間の目安	この検査の特徴
前 ★★ 中 ★★★★ 後 ★★	なし	あり 撮影前日の 下剤内服	注射から撮影まで3日 撮影時間： 30〜40分程度	・長時間になる ・放射性薬剤を 　使用する

どんな検査なの？

- 放射性薬剤である ^{67}Ga（ガリウム）-クエン酸が腫瘍や炎症のある組織に集積する特徴を利用し、全身の腫瘍、炎症の有無を評価するために実施します。
- 増殖の早いがんによく集積します。そのため未分化がんにはよく集積しますが、分化度の高いがんには集積が少なくなります。
- ^{67}Ga-クエン酸を静脈注射後、48〜72時間後に全身撮影を行います。
- ^{67}Ga-クエン酸は肝臓から消化管に排泄されるため、腸管では生理的集積がみられ、診断の妨げとなる場合があります。追加撮影の回避のために、前日に下剤を内服し腸管の薬剤を排泄させます。
- ^{67}Ga-クエン酸は正常像で、鼻咽頭、涙腺、唾液腺、肝、腸管、外陰に集積します。
- 放射性薬剤を使用するため、授乳中の女性や乳幼児への接近は控える必要があります。

検査で何がわかるの？

- 悪性リンパ腫の病期診断、治療効果判定、再発判定によく利用されます。
- 集積率の高いがんは、悪性黒色腫、甲状腺未分化がん、肺がん、肝細胞がん、頭頸部の扁平上皮がん、精巣腫瘍などです。
- 炎症疾患はサルコイドーシス、間質性肺炎（病変の活動性によく相関）、膿瘍などです。

ここを伝える！　検査前・中・後の注意点

検査前

- [ ] 注射後、48〜72時間後の撮影のため、外来通院患者では注射のみに来院する必要があります。2回来院できる日に予約してもらいます。
- [ ] 薬剤の特性上、時間とともに効果がなくなるため、検査日の変更やキャンセルは早期に連絡するよう伝えます。
- [ ] 大きいカメラが身体や顔に近接することで、ストレスを感じる可能性があるため、あらかじめ説明しておきます。
- [ ] 金属類は画像に影響が出るため、外してもらいます（必要時は検査着に着替えることもあります）。
- [ ] 検査前の排便の必要性を説明し、検査前の排便の有無を確認します。

検査中

- [ ] 撮影中は同一体位を保持する必要があり、撮影前に担当技師と体位などを相談することで、苦痛が少ない状態で検査が行えることを伝えます。

検査後

- [ ] 特に日常生活上の制限はありません。
- [ ] 授乳中の場合は3週間は授乳を中止するよう伝えます。また、3週間は乳幼児や妊婦との接触をできるだけ避けるよう指導します。

プラスアルファ

放射性薬剤は便中に排泄されるため、入院中おむつを使用している場合は、放射性廃棄物として別に保管することがあります。

part2　画像検査

脳血流シンチグラフィ
（cerebral blood flow scintigraphy）

患者協力度	食事・水分の制限	前投薬	所要時間の目安	この検査の特徴
前　なし 中　★ 後　★	なし	なし	1時間程度	・X線被曝あり ・高額である

⇨ どんな検査なの？

- 放射性薬剤を静脈注射し、脳組織や細胞の血流分布を画像化する検査です。
- 放射性薬剤は、血液脳関門を通過して、脳組織にとりこまれます。

⇨ 検査で何がわかるの？

- 脳梗塞、脳虚血のある場合、局所の集積低下がみられます（急性期には閉塞血管の再開通により一時的に高血流を示すことがある）。また、動脈の狭窄性病変では循環する血流量にほぼ比例した分布を示し、脳梗塞に至る以前から異常を指摘できます。
- 慢性期の脳血管障害の治療方針を決定するために、脳血管拡張作用のあるアセタゾラミド（ダイアモックス®）負荷を行い、予備能を評価することができます。
- 脳血管障害、認知症、てんかんなどの病態の把握、重症度評価、鑑別診断などを行う目的で実施されます。
- 脳炎、急性脳症、脊髄小脳変性症などの変性疾患などがわかります。

ここを伝える！ 検査前・中・後の注意点

検査前

- ☐ 特に安静や食事の制限はありません。
- ☐ 撮影前には排尿を済ませておくよう伝えます。
- ☐ 放射性薬剤の投与後数分〜30分（薬剤により異なる）から撮影を始めます。
- ☐ カメラが顔面に近接するため、ストレスを感じる可能性があり、あらかじめ説明しておきます。

検査中

- ☐ 刺激により脳内分布が変わらないように、仰臥位をとり、閉眼してもらいます。
- ☐ 放射性薬剤を注射した後は安静にし、特に頭を動かさないよう適宜声をかけます。

検査後

- ☐ 日常生活上、特に制限はありません。
- ☐ アセタゾラミド負荷試験を行ったときは、翌日まで頭痛、のぼせ感、ふらつき感などが出現する可能性があること、薬剤が尿中に排泄されるため、十分に水分を摂取することを説明します。
- ☐ 授乳中の場合は薬剤により12時間〜3週間の授乳中止期間があり、妊産婦や乳幼児との接触をなるべく避けるよう指導します。

MEMO

負荷心筋シンチグラフィ
（myocardial perfusion scintigraphy）

患者協力度	食事・水分の制限	前投薬	所要時間の目安	この検査の特徴
前 ★★ 中 ★★★★ 後 ★	あり	なし	5時間程度 （注射から、安静時の撮影まで）検査時間自体は各30分程度	・X線被曝あり ・侵襲が大きい ・検査時間が長い

➡ どんな検査なの？

- 放射性薬剤を投与し、専用の機器で血流の分布を撮影します。
- 心筋に負荷をかけた状態と安静時の2回に分けて心筋の血流分布を撮影して両者を比較して虚血を診断します。
- 負荷は運動（歩行のトレッドミルもしくは自転車エルゴメータ法）や薬剤（アデノシンなど）を投与して行います。負荷状態での撮影後3～4時間あけて安静時の撮影をします。

➡ 検査で何がわかるの？

- 狭心症、心筋梗塞などの虚血性心疾患の診断と評価
- 心筋の機能評価
- 虚血性心疾患のバイパス術、経皮経管冠動脈形成術などの再灌流療法の適応決定および効果判定
- 心筋症や他の心疾患における心筋の形態および心筋障害の把握
- 右室負荷疾患における右室圧の推定

ここを伝える！　検査前・中・後の注意点

検査前

- [ ] 食事制限があり、検査当日は検査の2時間前までに軽い食事をとってもらい、その後は検査終了までは絶食になります。カフェインを含んだ飲み物や食べ物は、使用薬剤の効果に影響するため摂取しないよう注意します。
- [ ] 時間とともに薬剤の効果がなくなるため、検査日の変更、キャンセルがあるときは早めに連絡してもらいます。
- [ ] 放射性薬剤によって静脈注射直後に金属味を感じることがありますが、副作用ではないことを説明しておきます。
- [ ] 負荷時から安静時の撮影まで時間があきますが、心筋以外の筋肉に分布させないために、待ち時間は安静にする必要があることを伝えます。

検査中

- [ ] 負荷時には、動悸を感じたり、胸痛が出現する可能性があるので、症状に変化があったらすぐに伝えるよう声をかけます。

検査後

- [ ] 薬剤によっては胆道系排泄なので、牛乳やチョコレートなどの油分を含むものを摂取して排泄を促すことがあります。
- [ ] 放射性薬剤が母乳から移行してしまうため、授乳中の場合は、12時間～3週間の期間授乳を中止することを伝えます。また、妊産婦や乳幼児との接触をなるべく避けることを指導します。

心臓カテーテル検査
(cardiac catheterization)

患者協力度	食事・水分の制限	前投薬	所要時間の目安	この検査の特徴
前 ★★ 中 ★★★★★ 後 ★★★	あり 検査前1食禁止。 水分は検査2時間前から禁止	なし	30〜45分	・侵襲的 ・X線被曝あり ・検査後の安静時間が長い

➡ どんな検査なの？

- 右心カテーテル法と左心カテーテル法があります。右心カテーテル法は静脈カテーテル法ともいわれ、右の肘静脈鎖骨下静脈または大腿静脈からカテーテルを挿入します。左心カテーテル法は、通常、大腿動脈を穿刺してカテーテルを挿入します。冠状動脈造影（CAG）と左室造影（LVG）という造影検査が盛んに行われています。

➡ 検査で何がわかるの？

- 大動脈や左心室の圧や血液の酸素飽和度を測定できます。
- 造影剤を注入して心臓の状態や形、心室・心房と弁の動きを調べます。
- 状況や造影剤によって冠状動脈を写し出し、動脈硬化の進行状況、狭心症・心筋梗塞の原因血管を診断します。
- 動脈から挿入したカテーテルをさらに進めて左心室造影を行い、左心室の働きを評価していきます。

左心カテーテル検査	虚血性心疾患、心臓弁膜症、大動脈や解離性大動脈瘤などの血管病変の診断
右心カテーテル検査	心腔や中心静脈の内圧測定、各部位での採血と酸素飽和度の測定、心拍出量（CO）測定、心不全徴候、短絡疾患などの診断や心機能評価
左室造影	心肥大の評価、心室容積・駆出率、僧帽弁・三尖弁の評価虚血性心疾患の評価などの心肥大や心機能の評価
心筋生検	肥大型心筋症、拡張型心筋症、心筋炎などの心筋の疾患の診断
大動脈造影	大動脈弁の評価、解離や瘤の評価、僧帽弁・三尖弁の評価
肺動脈造影	肺動脈弁の評価、肺塞栓の評価、肺梗塞の評価

ここを伝える！　検査前・中・後の注意点

- 造影剤の項も参照ください（→p.8）。

検査前
- □ 検査後安静の必要性を説明します。
- □ 検査着に着替えて、貴金属類はX線の画像に影響をおよぼすため外します。

検査中
- □ 安全のため、動かないよう指示します。
- □ 息止めの協力が必要になることがあります。
- □ 造影剤の注入によって血管が拡張するため、体が熱くなります。一次的な生理現象なので心配しないよう伝えます。
- □ カテーテルやガイドワイヤーの刺激、使用薬剤により、胸痛を感じることがあります。何か異常を感じた場合は、我慢せず申し出てもらいます。

検査後
- □ 検査後は症状がなければ、30分後より水分摂取を開始し、問題なければ食事も可能となります。
- □ 動脈からカテーテルを挿入した場合は再出血を防ぐため数時間の穿刺部位の圧迫止血と固定が必要です。
- □ 穿刺部の出血、腫れ、痛みがあれば、申し出てもらいます。
- □ 検査時の状態により安静時間が決まり、指示が出されます。
- □ 身体活動が制限されることで、不安やストレスを感じやすい傾向にあります。可能な活動範囲と留意点をわかりやすく説明し、協力が得られるようにします。
- □ 検査後は、造影剤の排泄を促すためにも十分な飲水をしてもらいます。

プラスアルファ

電気生理学的検査

　電極のついた特殊なカテーテルを静脈から挿入し、電気刺激を加えて、心電図を記録します。心臓の拍動をコントロールしている刺激伝導系のはたらきを調べる検査です。不整脈の診断を行う上で大切で、治療方針の決定にも役立ちます。
　ペースメーカーの植え込みに適しているかどうかを決定する際に行われることもあります。

［検査内容］
・洞結節回復時間の測定
・心房・心室・房室結節・副伝導路の不応期（心筋が反応しない期間）の測定
・副伝導路の位置決定
・心室性頻脈症の誘発試験
・薬物を用いて、自律神経を遮断し、自律神経の影響を受けない洞結節の機能を評価

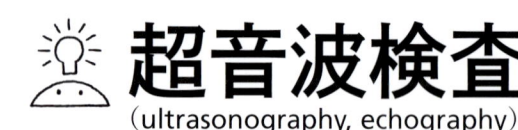

超音波検査
（ultrasonography, echography）

患者協力度	食事・水分の制限	前投薬	所要時間の目安	この検査の特徴
前 ★★★★ 中 ★★★ 後 ★	あり 上腹部検査の場合	なし	20〜50分程度 部位による	・非侵襲的 ・前処置が重要 ・他に比べて造影剤の副作用が少ない

➡ どんな検査なの？

- 超音波を体内にあて、はね返ってくる反射波を画像として写し出す検査です。
- 患者さんにはベッドに寝てもらい、超音波を出すプローブ（探触子）の滑りをよくしたり、密着性を高めるため体表面に検査用のゼリーを塗布します。
- 痛みや被曝のない非侵襲的な検査のため、小児や妊婦、高齢者にも広く用いられます。必要な場合には繰り返し検査をすることができます。
- 通常の超音波検査では十分な画像が得られないときは造影剤を使用することがあります。
- 超音波検査で使用される造影剤は副作用が非常に少ないため、CTやMRIの造影剤に対してアレルギー反応を示す患者さんにも実施可能です。

➡ 検査で何がわかるの？

- 各臓器の形態、病変の有無、位置や形状などの診断ができます。
- ドップラー法の応用で血流情報をとらえることができます。
- 超音波が通過しない骨組織、肺などの気体を含む組織、厚い脂肪層などには不向きです。
- 主な適応臓器・疾患は次の表の通りです。

心臓	心臓弁膜症、虚血性心疾患、心筋症、心膜炎、大動脈疾患、心臓腫瘍、血栓など
腹部	肝臓（肝硬変、脂肪肝など）、胆嚢（胆嚢がん、胆嚢結石など）、膵臓（膵臓がん、膵炎など）、腎臓（腎臓がん、腎結石など）、膀胱（結石など）、尿管（膀胱腫瘍、膀胱結石、尿路結石など）、卵巣（卵巣がん、卵巣嚢腫など）、子宮（子宮がん、子宮筋腫）、前立腺（前立腺がん、前立腺肥大など）、その他（腹部大動脈瘤、リンパ節腫大、腹水など）
体表	甲状腺（甲状腺機能亢進症など）、乳腺（乳腺腫瘍、乳腺炎など）

ここを伝える！ 検査前・中・後の注意点

検査前

- □ 前処置が重要な検査です。部位別の前処置について表にまとめました。
- □ 上腹部の検査では胃の内容物、消化液によって画像が不鮮明になってしまうため、絶食が必要です。
- □ 水分摂取は検査当日まで可能ですが、消化液が分泌される甘味のある飲料は避け、水やお茶を摂るように指導します。
- □ 内服薬については特に休薬の必要はありません。ただし絶食中の患者さん、糖尿病の患者さんに関しては低血糖のリスクが生じるので、医師の指示を確認します。

検査中

- □ 基本的に同一体位で検査しますが、撮影部位によっては息止めをしたり、体位変換をお願いすることがあると伝えます。
- □ 体位保持がつらかったり、痛みがある場合、尿意が我慢できない場合には早めに伝えてもらいます。
- □ 転倒・転落への注意を喚起します。検査室内は暗いうえ、絶食や脱水症状によって患者さんがふらつく可能性があります。必要であれば介助を申し出ます。

部位	検査対象臓器	前処置の内容
上腹部	肝臓、胆嚢、膵臓、脾臓、腎臓、腹部リンパ節、消化管など	［午前の検査］…検査前日の23時から絶食 ［午後の検査］…検査当日の9時から絶食
下腹部	膀胱、尿管、精巣、子宮、卵巣、前立腺、虫垂	検査の2〜3時間前から水分摂取し、検査終了まで排尿させない
体表	甲状腺、乳腺、血管（頸部・下肢など）、表在性軟部組織	特に食事制限なし

検査後

- ☐ 飲食制限がなくなったことを伝えます。

プラスアルファ

特に注意が必要な患者さん
［糖尿病の既往がある場合］
・飲食制限により低血糖になる危険性がある。
・特に就寝前の投薬は医師の内服指示を確認する。
・検査中・後も低血糖の有無を注意深く観察する。

子宮・卵巣超音波検査
(ultrasonography of the uterus and ovaries)

患者協力度	食事・水分の制限	前投薬	所要時間の目安	この検査の特徴
前 なし 中 ★★ 後 なし	なし	なし	10分	・侵襲が少ない ・X線被曝なし ・プライバシーへの配慮が必要

どんな検査なの？

- 超音波を体にあてて、はね返ってくるエコーを画像化して、子宮や卵巣などの臓器の状態を調べる検査です。
- 超音波を発するプローブを下腹部にあてる経腹法と腟内に挿入する経腟法があります。反射波の情報をコンピュータが解析して画像化されます。
- 性交経験がない場合を除き、婦人科では経腟法を用います。

経腹法	膀胱内に尿をためた状態で行う。体位は仰臥位
経腟法	排尿を済ませた状態で行う。体位は内診台上で砕石位

検査で何がわかるの？

- 子宮や卵巣の位置、大きさ、子宮筋腫や卵巣腫瘍の有無やその種類、妊娠の有無、子宮周囲にたまった腹水や血液の有無などがわかります。また排卵の予測もできます。
- 妊娠中は超音波検査で胎嚢、胎児の状態を確認できます。

ここを伝える！　検査前・中・後の注意点

- **ここでは経腟法についてまとめます（経腹法に関しては、腹部超音波検査[p.73]に準じます）。**

検査前

- ☐ 膀胱内に尿が存在すると、超音波プローブから検査臓器までの距離が離れて描出しにくくなるため、排尿を済ませてもらいます。
- ☐ 羞恥心が強い体位ですが、開脚が十分にできないと有効な検査ができないため、説明して協力を得ます。
- ☐ 股関節の状態に問題のある場合には内診台に上がる前に、どの程度開脚ができるかの確認をします。

プラスアルファ

性交経験のない女性は、経直腸方法（肛門からプローブを挿入する）で検査を受けることもできます。

MEMO

part3

生理機能検査

終夜睡眠ポリグラフィ
（PSG：polysomnography）

患者協力度	食事・水分の制限	前投薬	所要時間の目安	この検査の特徴
前 ★ 中 ★★ 後 なし	なし	なし	7時間以上	・痛みを伴わない

どんな検査なの？

- 脳波、オトガイ筋や下肢の筋電図、眼球運動、体動、心電図、呼吸などをモニタリングして、眠りの質を調べる検査です。一晩入院し、詳細な睡眠状態の評価を行います。
- 夕方以降に入院し、就寝前にさまざまなセンサー（脳波、眼球運動、呼吸センサー、筋電図、心電図、酸素飽和度モニター、胸・腹呼吸バンド、いびきセンサー、食道内圧センサーなど）を装着し、休んでもらいます。就寝後（検査中）は、検査技師がモニターを見て測定を確認します。また、睡眠中の体位や異常行動をみるため、ビデオ撮影します。
- 検査中、ずっと寝ていなければならないわけではありませんが、正確な診断を行うため、7時間以上臥床してもらう必要があります。また、音や光による刺激で睡眠が妨げられることのないよう、遮光・防音の環境を整えて検査が行われます。
- 病院によって検査時間は多少異なりますが、診断には7時間以上の測定時間が必要です。

検査で何がわかるの？

- 睡眠のさまざまな状態を同時に連続して測定することにより、睡眠時無呼吸症候群（SAS：sleep apnea syndrome）の原因の鑑別、型、重症度や低酸素状態の程度、覚醒反応、深睡眠の割合などの細かい睡眠状態がわかります。
- ナルコレプシー、むずむず脚症候群など、SAS以外の睡眠障害の評価も行えます。

ここを伝える！ 検査前・中・後の注意点

検査前
- □ 普段通り、十分な睡眠をとるようにしてもらいます。
- □ 当日は、夜間睡眠に影響を与える過度の運動、飲酒、喫煙は控えるよう指導します。

検査中
- □ 体にさまざまなセンサーを取り付けているので、トイレに行く際は、自身で動かずナースコールで知らせてもらいます。
- □ なかなか寝つけない場合は、睡眠薬を服薬してもらう場合があります。
- □ 仰臥位で行うほうが正確な情報が得られるため、側臥位の姿勢が長く続いた場合は、仰臥位になってもらうことがあります。
- □ 起床後も臥床したままでいてもらうことがあります。
- □ 携帯電話などの電源やその他電子機器など、光や音刺激となるものの電源は切ってもらいます。

検査後
- □ 機械やモニターのシールがべたつくことがあります。

患者さんからのよくある質問

Q. 消灯時間になったら寝なきゃいけないの？ もう少し起きていてはだめなの？
A. 検査時間として、最低7時間は測定する必要があるので、眠れなくても臥床していてもらいます。どうしても眠れない場合は相談してもらい、睡眠薬頓服の準備をします。

Q. モニターをつけたままで動けるの？
A. 寝返りをうったりすることはできます。トイレの際は、機械の装着や接続の確認をするために、ナースコールで知らせてもらいます。

Q. いつもお酒を飲んで寝ているから、いつも通り飲んでもよい？
A. 飲酒していない、通常の睡眠状態を知る必要があるため飲めません。

プラスアルファ

特に注意が必要な患者さん
・暗所が苦手など環境要因の調整が必要な場合

文献
1）森山寛 ほか：臨床ナースのためのBasic&Standard 耳鼻咽喉科看護の知識と実際，メディカ出版，2009

part3 生理機能検査 *079*

アプノモニター
（apnomonnitor）

患者協力度	食事・水分の制限	前投薬	所要時間の目安	この検査の特徴
前 ★ 中 ★★★ 後 ★	なし	なし	2晩 （1晩最低4時間）	・自宅で行えるので多忙でも検査可能 ・精密機械なので取扱い注意

⇨ どんな検査なの？

● 睡眠時に鼻と喉や指にアプノモニター（簡易睡眠時呼吸検知装置）のセンサーを装着し、睡眠時無呼吸症候群を診断する検査です。

⇨ 検査で何がわかるの？

● 睡眠中の無呼吸回数・血液中の酸素濃度を調べることができるため、睡眠時無呼吸症候群の簡易検査が可能です。

ここを伝える！ 検査前・中・後の注意点

検査前
- ☐ 自宅で実施するため、病院でアプノモニターの装着方法・使い方など操作方法を説明します。
- ☐ 就寝直前に装置を取り付け、2晩検査を行います。
- ☐ 1晩に最低4時間睡眠時の記録が必要となります。

検査後
- ☐ 1晩しか記録できなかった場合や、検査中に異常があった場合には、機械返却時に申し出てもらいます。

肺機能検査（スパイログラフィ）
(pulmonary function test, spirography)

患者協力度	食事・水分の制限	前投薬	所要時間の目安	この検査の特徴
前　なし 中　★★★ 後　なし	なし	なし	20分	・非侵襲的に肺機能が評価できる

どんな検査なの？

- 肺への空気の出入りに関する機能を調べます。呼吸計（スパイロメーター）を用いて得られた呼吸曲線（スパイログラム）によって換気能力を評価します。

検査で何がわかるの？

- 呼吸に関する生理機能を臨床的に評価する検査法で、肺の疾患の病態把握・診断・治療法の選択・経過観察・手術適応の決定などに役立ちます。

ここを伝える！　検査前・中・後の注意点

検査前

- ☐ 患者さんにとっては、かなり苦痛な呼吸を要求されることが多いので、協力が必要なことを伝えます。
- ☐ 患者さんの意思や感情によっても、結果に大きな影響を受けることを伝えます。

検査中

- ☐ 正確な検査結果を得るため、検査技師の指示のもと協力してもらいます。

part3　生理機能検査　　081

血圧脈波検査（CAVI／ABI 検査）

(CAVI/ABI：cardioanklevascular index/ankle brachial pressure index)

患者協力度	食事・水分の制限	前投薬	所要時間の目安	ワンポイント
前 ★ 中 ★ 後 なし	なし	なし	5〜10分	・検査時間が短く、簡単に受けられる ・結果がすぐ出る

⇨ どんな検査なの？

- ベッドに仰向けに寝た状態で、両腕・両足首の血圧と脈波を測定します。
- 検査時間は5〜10分程度で、血圧測定と同じような感覚で行える検査なので、気軽に受けることができます。

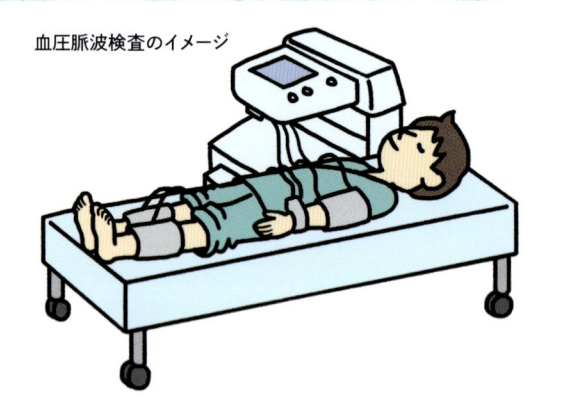

血圧脈波検査のイメージ

- 実際の測定にかかる時間はわずか5〜10分程度です。
- 検査は、両腕、両足首の4か所の血圧を同時に測定するだけなので、ほとんど痛みはありません。薄手の服ならそのまま測定できます。

⇨ **検査で何がわかるの？**

- 心臓から足首までの動脈の硬さを反映する指標であり、動脈の硬さ（CAVIの基準値8.9以下）、動脈の詰まり（ABIの基準値0.9未満）、血管年齢（基準値9.0未満）から、動脈硬化の程度がわかります。

ここを伝える！　検査前・中・後の注意点

検査前

- ☐ ベッドに仰臥位になり、両腕と両足首にマンシェットを巻き、胸部に心電図モニターを装着して、数分間測定します。普段上肢で行っている血圧測定と同じ要領です。
- ☐ 下肢閉塞性動脈硬化症（ASO）や痛風などの疾患のある場合は、血圧測定時のマンシェットの圧により痛みが生じる場合があるので、我慢せず知らせるよう伝えます。

検査中

- ☐ なるべく正確な値を得られるようにするため、検査中は体の力を抜いて、リラックスするよう促します。

検査後

- ☐ 特になし。

プラスアルファ

CAVIとABIの違い

　CAVI（心臓足首血管指数）とは心臓から全身への動脈に対して、血圧に依存されない血管固有の"硬さ"を表します。ABI（足関節上腕血圧比）とは、足首と腕の血圧を比較し、足の動脈の"詰まり"を表します。

トレッドミル検査
（treadmill test：運動負荷心電図検査）

患者協力度	食事・水分の制限	前投薬	所要時間の目安	この検査の特徴
前 ★★ 中 ★★★★★ 後 ★	あり 検査2時間前までに済ませる	なし	30〜40分	・運動するので心臓に負担がかかる

➡ どんな検査なの？

- トレッドミル検査は、重い荷物を運ぶ、坂道を登るといった日常生活の中で現れる胸痛や心拍数の増加、息切れなどの症状を運動によって誘発し、そのときの心電図変化を見て運動中の心臓の機能や運動耐容能を調べる検査です。
- 個々の年齢・性別・病状に合わせた運動負荷をかけることが可能で、症状出現時に対応できるよう医師の立会いのもと行われます。

➡ 検査で何がわかるの？

- 狭心症や心筋梗塞の原因となる、冠動脈機能の異常の有無がわかります。
- 年齢や性別・病状に合わせた運動負荷を調整することが可能で、心臓の運動耐容能がわかります。

ここを伝える！　検査前・中・後の注意点

検査前

- [ ] 検査時の極端な空腹は避け、2時間前までに軽く食べてもらいます。アルコールやタバコは控えてもらいます。
- [ ] 運動を行いやすい服装や靴の準備と、汗をかくのでタオルなども必要です。
- [ ] 当日体調がすぐれないなど、場合によっては安全を配慮し中止の可能性があります。
- [ ] 「不安なこと」「体調がすぐれない」「足が痛い」など、症状や病状の変化は遠慮せず申し出るよう伝えます。

検査中

- [ ] 徐々に傾斜が上がるベルトコンベアの上を歩いて心電図・血圧を同時に測定します。スピードに足がついていかない場合は走ってもかまいません。
- [ ] 年齢に応じた予定心拍数に達すると、運動量十分とみなし終了します。
- [ ] 運動終了の合図は、心電図変化、血圧の異常値、運動到達目標、自覚症状などを元に医師が判断しますが、極度に無理して頑張る必要はありません。
- [ ] 胸痛や胸の圧迫感などの症状が出たり、疲労感・息切れ・足の疲れなどで運動の持続が困難であったら申し出てもらいます。
- [ ] 運動終了後、症状・心電図・血圧の回復を観察します。

検査後

- [ ] 症状変化、体調変化の有無を医師が確認します。

患者さんからのよくある質問

Q. 負荷心電図との違いは？
A. 虚血性心疾患（狭心症・心筋梗塞）の診断精度が負荷心電図より高くなります。

Q. 負荷心筋シンチグラフィとの違いは？
A. 負荷心筋シンチグラフィは虚血性心疾患（狭心症・心筋梗塞）の診断精度は高いのですが、侵襲が大きく検査費用と検査時間もかかります。

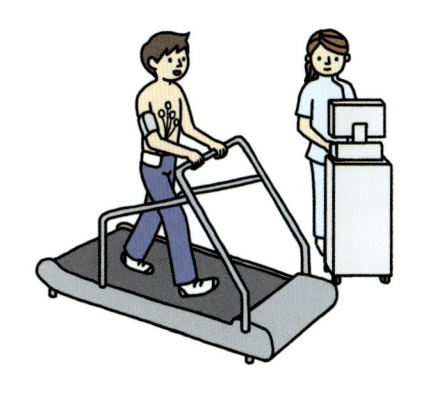

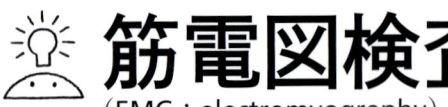

筋電図検査
（EMG：electromyography）

患者協力度	食事・水分の制限	前投薬	所要時間の目安	この検査の特徴
前 ★ 中 ★★★ 後 ★	なし	なし	20〜60分	・多少の痛みが生じる ・検査時間が長い

どんな検査なの？

- 筋電図検査とは、筋線維が興奮する際に発生する活動電位を記録する検査で、針筋電図と誘発筋電図（神経伝導速度検査）の総称です。

針筋電図検査の測定イメージ

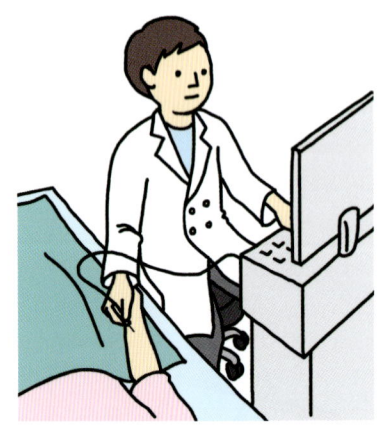

皮膚の上から電気刺激を行い、神経の機能を調べています。

- **針筋電図検査**

　四肢の筋萎縮や筋力低下のある患者が対象になり、障害の疑われる筋肉に小さい針を刺して、安静時および随意収縮時に発生する筋肉の電位を調べます（図）。そして骨格筋の運動単位を分析して、運動神経に起因する病態か、筋自体に起因するのかを判定します。

- **誘発筋電図（神経伝導速度検査）**

　筋力異常や感覚障害のある患者が対象になり、末梢神経を皮膚上で電気刺激し、誘発された電位を記録し、伝導速度、振幅、持続時間などを測定します。そして、末梢神経疾患の診断および病態の把握に活用します。

検査で何がわかるの？

- 筋肉の活動性を調べます。
- 針筋電図検査では、脊髄前角細胞以下の下位運動神経および筋疾患の診断に用いられ、障害部位や重症度、予後の評価などを目的とします。
- 神経伝導速度検査では、末梢神経疾患の診断に用いられ、病変が脱髄によるものか、軸索変性によるものかの鑑別を行います。また、局所性の神経障害を確定するためや特殊な神経障害を鑑別するためにも有用です。

ここを伝える！　検査前・中・後の注意点

検査前

- ☐ 電気刺激を与える検査のため、低周波治療器を強くしたようなピリピリ感、違和感が生じます。
- ☐ 電気刺激は体に害はありませんが、心臓ペースメーカーを挿入している場合は、事前に申し出てもらいます。
- ☐ 針筋電図では、筋肉に針を刺して行うため、多少の痛みが生じます。
- ☐ 内服薬は通常通り服用可能です。
- ☐ 検査は20〜60分かかるため、事前に排尿を済ませておいてもらいます。

検査中

- ☐ 針の刺入や電気刺激に際して、多少痛みが生じます。
- ☐ 刺激中は力を抜き、数秒間動かないよう伝えます。
- ☐ 検査技師の指示で力を入れたり、抜いたりなど協力が必要です。

検査後

- ☐ あまり出血はしませんが、念のため絆創膏を貼ります。
- ☐ 重だるい痛みが多少残ることがありますが、2〜3日でとれます。
- ☐ 食事・活動に制限はありません。
- ☐ 感染予防のため、針電極刺入部位は清潔にするよう伝えます。入浴は可能です。

12 誘導心電図
（12-lead electrocardiogram）

患者協力度	食事・水分の制限	前投薬	所要時間の目安	この検査の特徴
前　なし 中　★ 後　なし	なし	なし	5分	・苦痛はほぼない ・検査時間が短い

どんな検査なの？

- 心臓の筋肉が全身に血液を循環させるために拡張と収縮を繰り返すとき、微弱な活動電流が発生します。その変化を波形として記録し、その乱れから病気の兆候を読み取ろうとするのが心電図検査です。
- 心臓の疾患に関する検査の中では比較的簡単に行えるものであることから、病気発見の第一の手がかりとしてよく用いられます。

検査で何がわかるの？

- 心臓の収縮・拡張が正常に行われているか、心臓の筋肉に酸素と栄養を供給している冠状動脈の血液の流れが円滑に行われているか、心筋に異常がないか、不整脈がないかがわかります（狭心症・心筋梗塞・心筋症・心肥大・不整脈など）。

ここを伝える！　検査前・中・後の注意点

検査前

- ☐ 特に制限はありません。検査がスムーズに行えるよう、上半身裸になりやすい服装で、ストッキングは脱ぐ必要があります。
- ☐ 体を流れる電流を器械に導くだけで、器械から電流を流すわけではありませんので、苦痛はありません。
- ☐ 金属類は、取り外す必要がありません。

検査中

- ☐ 上半身裸になり検査台に仰向けに寝てもらいます。両手首と両足首、胸に6か所、計10か所電極を取り付けます。
- ☐ 動いたり体に力が入ると正確な心電図が取れないので、できるだけ全身の力を抜いて楽にしているよう伝えます。

検査後

- ☐ 特になし。

MEMO

ホルター心電図
（holter electrocardiogram）

患者協力度	食事・水分の制限	前投薬	所要時間の目安	この検査の特徴
前 ★★ 中 ★★★ 後 ★★	なし	なし	24時間	・24時間記録できる ・活動制限が少ない

どんな検査なの？

- 小型軽量の専用レコーダーを身につけて、日常生活中の心電図を記録し、24時間の心機能の変化を調べる検査です（図）。

ホルター心電図の装着イメージ

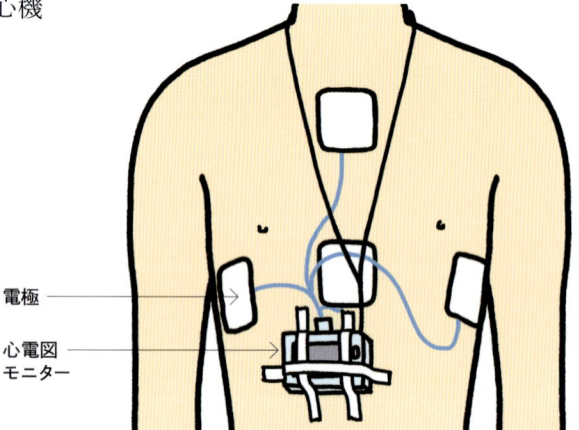

電極
心電図モニター

検査で何がわかるの？

- 最高心拍数、最低心拍数、不整脈の種類・発作回数、発生時間や心拍数との関係などから不整脈の診断や動悸、失神、めまい、息切れ、胸痛等の原因検索、ペースメーカーの機能評価、薬物治療効果を判定することができます。

ここを伝える！ 検査前・中・後の注意点

検査前

- ☐ 自分で行ってもらう検査なので、イメージを付けることが大切です。
- ☐ 電極を胸部4か所に、機械本体を腹部に取り付け24時間携帯します。
- ☐ 終了後は、検査技師が取り外すため、翌日来院する必要があります。
- ☐ 携帯中の24時間の行動を簡潔に記録します。
- ☐ 症状があったときにボタンを押してもらいます。
- ☐ 装着後より記録開始するため、筆記用具と時計を持参してもらいます。
- ☐ 入浴やシャワーは利用できません。
- ☐ テープで固定するため、皮膚トラブルの予防、起こった際には対処が必要です。

検査中

- ☐ 検査前に説明したことを行ってもらいます。
- ☐ 普段通りの生活をすることで、より正確な結果を得ることができます。

検査後

- ☐ 皮膚トラブルがあった場合は、申し出てもらい、対処法を説明します。

MEMO

心臓超音波検査 (心エコー検査)
(echocardiography)

患者協力度	食事・水分の制限	前投薬	所要時間の目安	この検査の特徴
前 ★★ 中 ★★★★ 後 ★	なし	なし	疾患にもよるが 15〜40分	・非侵襲的 ・検査時間はやや長い

⇨ どんな検査なの？

- 心臓超音波検査（心エコー）は、胸部にゼリーを塗り、人の耳には聞こえない高周波である超音波を出すプローブを胸にあて、心臓の構造、大きさ、動きなどを画像として写し出して診断する検査です。
- 心臓は常に拍動しており、その動いている状態を観察できるのでとても有用です。
- 超音波は、放射線などの被曝もないので、妊婦や乳幼児でも安心して繰り返し検査を行うことができます。
- ベッドに寝た状態で検査を行います。基本的には左側臥位で行いますが、検査部位や疾患、重症度や体型によっては右側臥位やファウラー位（半座位）で行うこともあります。

⇨ 検査で何がわかるの？

- 検査の目的は心臓の形の異常をみる形態的診断と、心臓の動きをみる機能的診断の2つです。
- 心臓の大きさや壁の厚さ、構造、心臓の壁や弁の動き、逆流や狭窄の有無などが評価できます。カラードップラー法では、心臓の血液の流れを写し出すことができ、壁や弁の異常を発見できます。
- 異常があった場合には、心肥大、拡張型心筋症、各種の弁膜症、心拡大、心筋梗塞、弁狭窄症などが疑われます。
- 非侵襲的なので、治療効果の確認や経過観察にも利用されています。

ここを伝える！ 検査前・中・後の注意点

検査前

- [ ] 検査目的、検査に要する時間を伝えます。
- [ ] ベッドで横になってもらいます（基本は左側臥位）。場合によっては深呼吸や息止めなど患者さんの協力が必要なことを説明します。
- [ ] ゼリーを塗ってプローブを直接胸にあてます。
- [ ] 超音波なので放射線による被曝はありません。被曝を気にされている場合にはそのことも説明します。
- [ ] 食事制限、水分制限はありません。
- [ ] 体格あたりの心臓の大きさを予測するため、身長と体重の把握が必要です。
- [ ] 上半身を脱衣しやすい服装が望ましいです。

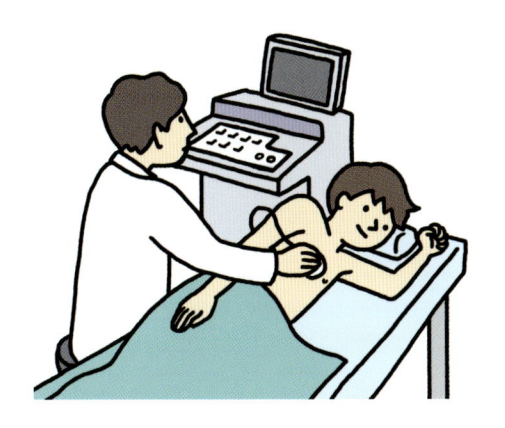

検査中

- [ ] 検査中は部屋を暗くします。
- [ ] 長時間同じ姿勢のため、少しでも楽な体位がとれるようにします。麻痺や腰痛がある患者さんには特に注意する必要があります。

検査後

- [ ] 気分不快やゼリーによるべとつきが残っていないか確認します。
- [ ] 特に制限はありません。

part3 生理機能検査 093

経食道心エコー検査
（TEE：transesophageal echocardiogram）

患者協力度	食事・水分の制限	前投薬	所要時間の目安	この検査の特徴
前 ★★ 中 ★★★★ 後 ★	あり 5時間前から検査後1時間まで絶食。水分は検査2時間前から禁止	基本的には なし	15～20分	・通常の心エコー検査より詳細な観察が可能 ・痛みを生じる

⇨ どんな検査なの？

- 超音波を出す胃カメラのような管を使い、食道の内腔側から超音波（エコー）を用いて心臓を観察することにより、通常の心エコー検査よりも詳細に心臓の検査ができます。

⇨ 検査で何がわかるの？

- 食道は心臓のすぐ後ろ側を走っています。そのため食道から心臓をみれば肺や肋骨に影響されず心臓を詳細にみることができます（図）。
- 特に心臓の中の血栓（血液のかたまり）の有無や心臓の弁の動きや形が詳細にわかります。
- カテーテルアブレーション治療前や、脳血栓症などで心臓の中の血栓が原因であると考えられる場合に、血栓の有無を確認するために行います。また、弁膜症など心臓の手術をする前の病態の把握のために行います。さらに、大動脈の大きさや形状、先天性心疾患の評価にも用いられます。

経食道心エコー検査のイメージ
食道の内腔側から超音波（エコー）を用いて心臓を観察する。

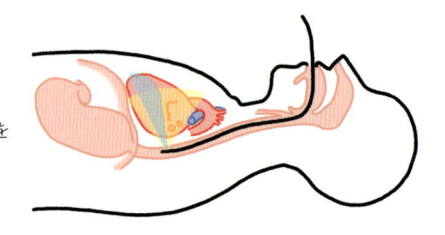

ここを伝える！ 検査前・中・後の注意点

検査前

- [ ] 制限のある薬以外の常用薬は服薬可能です。
- [ ] 基本的には前投薬は使用しませんが、反射が強く現れる場所なのでケースによっては薬剤を使用することもあります。
- [ ] 管を飲み込むため嚥下（飲み込み）機能に問題のある場合は医師に相談します。
- [ ] 食事は検査時間の5時間前から検査後1時間まで絶食です（午前中の検査は朝食なし、午後の検査は昼食なしとなる）。水分は検査2時間前から禁止です。
- [ ] 小児では気管挿管下で行うなど注意が必要です。

検査中

- [ ] スコープの違和感を小さくするため、口と咽頭を麻痺させる薬をスプレーします。
- [ ] ベッドに左側臥位になり、背中に支えのための枕を置きます。検査中の安全のため、抑制帯を使用します。
- [ ] エコーを口に入れ飲み込んでもらう際、呼吸は普通通りにできること、また、飲み込むときに、のどと胸に軽く圧迫感があることを説明します。

検査後

- [ ] のどの感覚は麻酔の影響で麻痺しています。元に戻るまでは、食事・飲水はできません。また、一部の患者さんは、のどの痛みを感じることがあります。
- [ ] 咽喉頭、食道の損傷がまれにあるので確認します。

患者さんからのよくある質問

Q. 普通の心エコーと経食道エコーの違いは？
A. 通常の心エコーは、胸にゼリーを塗って体の表面から心臓を見るため、骨や臓器によって見えにくかったりしますが、食道から心臓を見るため、より詳細に心臓を見ることができます。

プラスアルファ

特に注意が必要な患者さん
　食道狭窄や食道静脈瘤のある場合はこの検査を受けることができません。
　喉の手術をしていたり、飲み込みがうまくできない場合は、医師に相談する必要があります。

尿素呼気試験
（UBT：urea breath test）

患者協力度	食事・水分の制限	前投薬	所要時間の目安	この検査の特徴
前 ★★ 中 ★ 後 なし	あり 検査前1食禁	なし	約20分	・簡便、短時間でできる ・侵襲が低い

どんな検査なの？

- 体内（胃内）のピロリ菌の感染の有無を調べる検査です。
- 検査薬の内服前と内服後の呼気を比較し、$^{13}CO_2$が増加したことにより診断を行う方法です。
- 尿素を含む検査薬（^{13}C尿素）を服用した後、呼気採取バッグに向かって息を吐いてもらい、その呼気中の尿素量を調べます。ピロリ菌に感染している場合は、尿素が分解されるため呼気に$^{13}CO_2$が多く検出されますが、感染していない場合では、尿素が分解されないため$^{13}CO_2$の呼気排泄はほとんどありません。
- 検査の原理としては、ピロリ菌の持つウレアーゼという酵素により、胃の中の尿素を分解してアンモニアと二酸化炭素を生成します。尿素の分解によりアンモニ

尿素呼気試験の原理

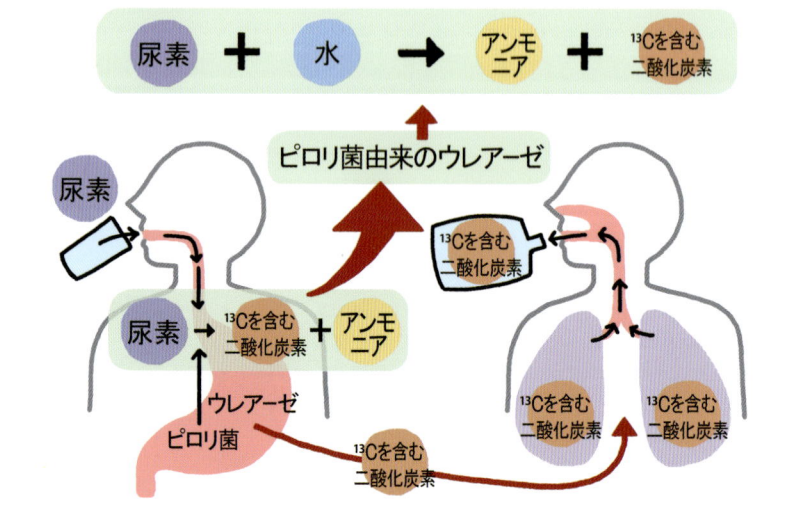

尿素 ＋ 水 → アンモニア ＋ ^{13}Cを含む二酸化炭素

ピロリ菌由来のウレアーゼ

アと同時に生じた二酸化炭素は、すみやかに吸収され血液から肺に移行し、呼気中の炭酸ガスとして排泄されます（図）。

検査で何がわかるの？

- ピロリ菌に感染しているかどうかがわかります。
- ピロリ菌除菌療法後の治療の成果がわかります。

ここを伝える！ 検査前・中・後の注意点

検査前

☐ 検査材料が呼気なので検査前は禁煙します。喫煙後は30分以上あけて行います。

検査中

☐ 検査薬を飲む前の呼気を採取します。
☐ 呼気採取バッグを口にあて、（鼻から）息を吸って、5～10秒程度息を止めてもらい、その後呼気採取バッグにゆっくりと息を入れてもらいます。
☐ 息止めが苦しい場合は2～3回に分けて入れることも可能です。
☐ 検査薬を服用する際は、噛まずに飲みこむよう伝えます。
☐ 検査中に左側臥位（約5分間）→座位（約15分間）の姿勢を保っていただきます。

検査後

☐ 特になし。

プラスアルファ

ピロリ菌とは正式名称「ヘリコバクター・ピロリ」と呼ばれ、胃・十二指腸潰瘍、胃がんと深く関わりがある菌です。経口感染する細菌であり、日本人の約50％以上がピロリ菌に感染しているとの調査結果もあり、なかでも50代以降では保持者が70％以上ともいわれています。

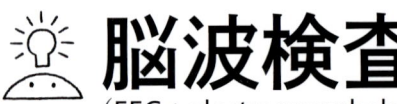

脳波検査
（EEG：electroencephalogram）

患者協力度	食事・水分の制限	前投薬	所要時間の目安	この検査の特徴
前　★ 中　★★ 後　なし	なし	なし 常用薬については医師の指示通り	約1時間	・痛みを伴わない

どんな検査なの？

- 頭部に20個、腕に2個の丸い電極をクリームで付けて装着して、脳細胞の電気的な変化を記録し、脳神経のはたらきを調べる検査です（図）。
- シールドルームという電気的に隔離された部屋で行われます。

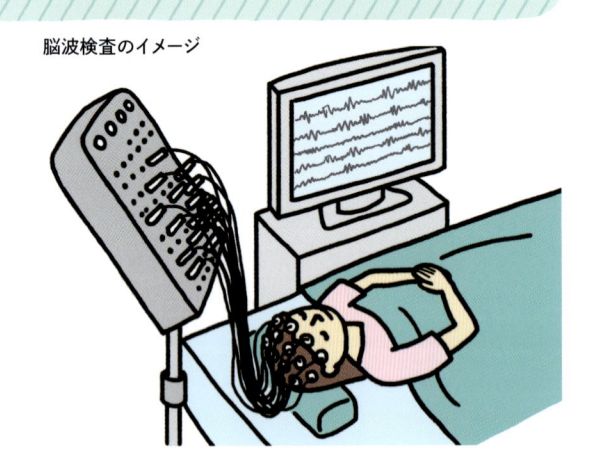

脳波検査のイメージ

検査で何がわかるの？

- 脳波の波形により、けいれん、意識障害、てんかん、脳腫瘍などの精査ができます。

ここを伝える！ 検査前・中・後の注意点

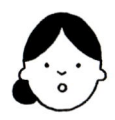

検査前

- □ 前日に洗髪し、当日は整髪料、ピアス等のアクセサリーは控えるよう説明します。
- □ 検査中は眠っていただくのが望ましいため、寝不足気味で来院するよう伝えます。
- □ 特に小児の場合、昼寝時間に注意が必要です（医師の指示により鎮静処置を検討）。
- □ 検査に影響を与える電子機器類（携帯電話・ゲーム・パソコンなどの通信機器）は検査室内に持ち込まない、または電源を切ってもらいます。
- □ ベッドからの転落防止のため、新生児～小児には保護者の付き添いをお願いすることがあります。
- □ 終了後、丁寧にクリームを拭き取りますがベタベタ感が残り、不快に感じることがあります。また、拭き取った部分の跡が残ることがあり、気になる場合は帽子を持参するよう伝えます。
- □ 正確な記録が行えるように装着部分の皮脂や、汗を落とすためにアルコールで強めにこすることになります。アルコールアレルギーがないかを確認します。

検査中

- □ 各種刺激を与えるため、患者さんの協力が必要になります。
  - ・覚醒時の開閉眼　・光刺激
  - ・ストロボスコープの閃光に対する反応（目を閉じた眼前15～20cmのところからの点滅）
- □ 過呼吸…安静閉眼状態で声かけに合わせて3分間深呼吸

検査後

- □ 終了後、電極を外してクリームを拭き取りますがベタベタ感が残ります。自宅にて洗髪し、きれいに洗い流してもらいます。

プラスアルファ

特に注意が必要な患者さん
　アルコールに対するアレルギーがある方

患者さんからのよくある質問

Q. 脳波の検査は痛いですか？
A. 痛みはありません。脳がはたらいているときの電気活動をとらえて波形にしたものが脳波です。その脳波がリズムよく出ているか、異常な電気活動を示す波形はないかをみることにより、脳のはたらきをみます。そのため、機械から電気を流したり、ピリピリするような感覚はなく、赤ちゃんから大人まで安全に実施できる検査です。

MEMO

part4
病理組織検査

経直腸的超音波ガイド下前立腺針生検
(transrectal ultrasonically guided prostate needle bipsy)

患者協力度	食事・水分の制限	前投薬	所要時間の目安	この検査の特徴
前 ★★ 中 ★★★★★ 後 ★★	なし	あり	約30分 (経直腸的針生検)	・プライバシーへの配慮が必要 ・入院が必要な場合もある

どんな検査なの？

- 前立腺がんの確定診断のために前立腺組織の一部を採取し、がん細胞の有無を調べる検査です。
- 経直腸的超音波ガイド下前立腺針生検（経直腸的針生検）、経会陰式超音波ガイド下前立腺針生検（経会陰式生検）の2種類の方法があります。経直腸的針生検は直腸内から針を前立腺に向かって穿刺し、組織を採取する検査です。経会陰式生検は、会陰部から針を前立腺に向かって穿刺します。

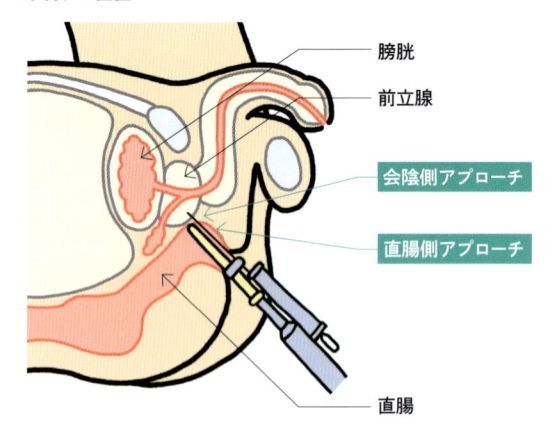

穿刺する位置
- 膀胱
- 前立腺
- 会陰側アプローチ
- 直腸側アプローチ
- 直腸

検査で何がわかるの？

- 前立腺がんの確定診断のために必要な検査です。前立腺がんを疑う所見がみられたときに行われます。

患者さんからのよくある質問

Q. 排尿時痛はいつまで続きますか？
A. 1週間ほどはむくみがあるので違和感があります。痛みが強かったり持続する場合は受診してください。

ここを伝える！　検査前・中・後の注意点

検査前

- ☐ 検査の3時間前に抗菌薬を内服してもらいます。
- ☐ 左側臥位で行います。

検査中

- ☐ 肛門から超音波検査用の器具が入ります。
- ☐ 挿入しやすくするために腹圧をかけないようお願いします。
- ☐ 動いてしまうと、針により直腸が裂けてしまい、直腸出血を起こす危険性があるので検査中は動かないよう指導します。
- ☐ 大きな音がしますが、前立腺の組織を取るときに鳴る音です。

検査後

- ● **合併症の対処について説明します。**
- ☐ 前立腺針生検後は、血尿となることがあることを伝え、患者自身が自宅で血尿の程度や凝血塊の有無を確認し、緊急性があるかどうかの判断ができるように指導を行います。
- ☐ 薄い血尿であれば積極的な飲水（1日1.5〜2L）により数日の間に自然に消失します。

〈緊急来院の目安〉
- ・赤ワイン色に近い血尿の場合
- ・38℃以上の発熱
- ・腹痛
- ・下血
- ・尿閉

- ☐ 検査後は前立腺炎を起こす可能性があるため、確実に抗菌薬を内服するよう伝えます。

- ● **日常生活の注意点を伝えます。**
- ☐ アルコールの摂取は血行がよくなり、前立腺穿刺部からの出血や痛みを助長させてしまうため、次回の外来までアルコールの摂取は避けるよう指導します。
- ☐ 穿刺部の圧迫による前立腺の炎症を避けるため、次回の外来まで自転車やバイクに乗ること、長時間の座位は控えてもらいます。
- ☐ 排便時、過度にいきむことで再出血を起こすことがあるため排便コントロールを心がけてもらいます。
- ☐ 発熱がなければ翌日から、入浴・シャワーは可能です。

プラスアルファ

経会陰式生検の場合、脊椎麻酔薬を使用するため、食事・水分の制限等は、脊椎麻酔の制限に準じます。

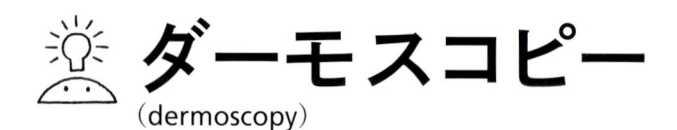

ダーモスコピー
（dermoscopy）

患者協力度	食事・水分の制限	前投薬	所要時間の目安	この検査の特徴
前　なし 中　★ 後　なし	なし	なし	検査部位にかかわらず 5〜10分	・低侵襲的 ・検査時間が短く患者に負担が少ない

どんな検査なの？

- ダーモスコープという拡大鏡を用いて、皮膚病変を詳細に観察する検査です。
- 肉眼観察と顕微鏡観察の中間に位置する、第三の診察手段です。
- 肉眼では見えなかった組織の角層下まで観察します。

検査で何がわかるの？

- 肉眼的に判断が困難な皮膚病変に対し、悪性か良性かの判断がある程度可能となります。ただし確定診断には至りません。
- 悪性皮膚腫瘍、特に悪性黒色腫の早期診断の確率を上げ、同時に不必要な皮膚生検を減らすことが可能となります。
- 皮膚の深い部分（真皮）まで観察することは不可能なので、100％の診断には至りません。病理組織検査を行うことで最終的な診断となります。
- 適応となる主な疾患は表の通りです。

・良性の色素性母斑（ほくろ、黒あざ）	・有棘細胞がん
・悪性のメラノーマ（悪性黒色腫）	・毛芽腫などの良性の色素性病変
・脂漏性角化症（老人性のいぼ）	・疥癬など
・脂腺肥大症	

ここを伝える！ 検査前・中・後の注意点

検査前
- ☐ 検査部位の皮膚を直接観察するため、皮膚を覆っているもの（化粧等）は、取り除き清潔にするよう促します。

検査中
- ☐ 患部をアルコール綿で拭き、超音波用のジェルを塗布します。
- ☐ アルコールやジェルで刺激感やかゆみ、痛みを感じる場合は、申し出てもらいます。

検査後
- ☐ 皮膚に残ったジェルに毒性はありません。ごくまれに、検査の翌日以降に、患部が赤くなったり、かゆくなったりすることがあります。アルコールやジェルにかぶれた可能性が考えられますので、皮膚科を受診するよう伝えます。

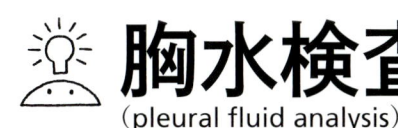

胸水検査
（pleural fluid analysis）

患者協力度	食事・水分の制限	前投薬	所要時間の目安	この検査の特徴
前 なし 中 ★★★★ 後 ★★	なし	あり 局所麻酔	約30分	・呼吸を止めるなど患者の協力が必要 ・痛みを伴う

part4 病理組織検査　105

どんな検査なの？

- 胸水の一部を採取して調べることによって、障害の原因を調べることができます。
- 検査や治療の目的で、経皮的に胸腔内に針を刺入して、胸腔内に貯留した胸水を吸引し検査します。
- 検査後は排液量や呼吸状態により安静が必要か判断します。

検査で何がわかるの？

- 採取した胸水の性状により、胸腔内の出血の有無や生化学的な検査により、滲出性、漏出性の鑑別などが行われます。
- 漏出性：うっ血やリンパの停滞によって、粘膜からにじみ出て、たまったもの　→うっ血性心不全、腎不全、低タンパク血症など
- 滲出性（血性胸水）：炎症を起こした粘膜から出てたまったもの　→肺がんや肺結核による胸膜炎、肺梗塞、胸部外傷、肺膿瘍など

ここを伝える！　検査前・中・後の注意点

検査前

- ☐ 検査開始前に、排尿を済ませておきます。
- ☐ 穿刺側の上肢を挙上して、30〜45度のファウラー位をとります。

検査中

- ☐ 検査中は同一体位で動かないでもらいます。
- ☐ 穿刺時は体動と咳を我慢するよう声をかけ、医師の合図で息を止めてもらいます。

検査後

- ☐ 穿刺部位をしばらく圧迫し、30分〜数時間ベッド上安静となります。
- ☐ 呼吸苦などが出現した場合は、申し出るよう伝えます。

喀痰検査
(sputum examination)

患者協力度	食事・水分の制限	前投薬	所要時間の目安	この検査の特徴
前　なし 中　★ 後　★	なし	なし	排痰するまで	・患者の負担が少ない

➡ どんな検査なの？

- 自然排痰により、採取した喀痰を検査します。

➡ 検査で何がわかるの？

- 下気道の炎症の原因、肺炎の起因菌、結核菌の検索、肺がんなどの悪性疾患の診断と細胞診など疾患の診断を目的とする検査です。

ここを伝える！　検査前・中・後の注意点

検査前

- ☐ 採取前に口腔内分泌物の混入を最小にするために、歯磨きをして数回うがいをしてから、滅菌の専用容器に採取します。
- ☐ 痰が出にくい場合は、生理食塩水や高張食塩液の吸入をして誘発し、採取します。
- ☐ 喀痰採取時に菌が飛散するため、個室などの周りに人がいない場所で採取します。
- ☐ 家で夜間に採取した場合は冷蔵保存し、翌日に持参してもらいます。
- ☐ 正確な結果を得るためには採取後24時間以内に検査する必要があるため、できるだけ新鮮な喀痰を持参するよう指導します。

part4　病理組織検査　107

腹水検査
（abdominocentesis，abdominal puncture）

患者協力度	食事・水分の制限	前投薬	所要時間の目安	この検査の特徴
前　なし 中　★★ 後　★	なし	なし	10分程度	・痛みが伴う ・検査後の安静が必要

➡ どんな検査なの？

- 腹水の一部を採取して調べることによって、障害の原因を調べることができます。
- ベッド上で仰臥位または、セミファウラー位となり、局所麻酔を使用して、超音波で部位を確認して腹壁から腹腔内まで穿刺し、検体採取または、一定量の腹水を排液するための方法です（図）。

穿刺時の体位、穿刺位置

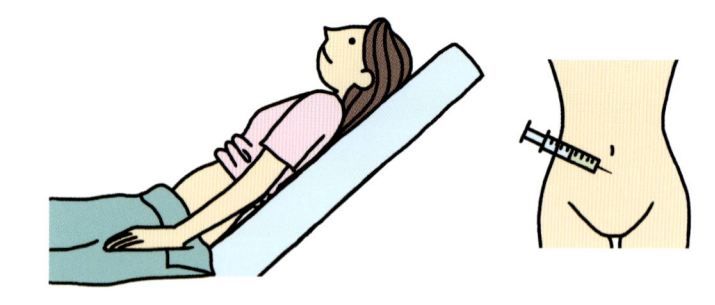

➡ 検査で何がわかるの？

- 腹水の性状を検査することで、診断、治療法を確定することができます。
- 肝硬変や門脈圧亢進症では漏出液、がん性腹膜炎ではタンパク濃度の高い滲出液となります。
- 腹水の種類と関連疾患を表に示します。

108

滲出性腹水（淡黄色）	腹膜炎（がん性、結核性、細菌性など）
漏出性腹水	肝硬変、門脈圧亢進症、ネフローゼ症候群、うっ血性心不全など
血性腹水	動脈瘤破裂、腫瘍破裂など、出血性疾患

ここを伝える！　検査前・中・後の注意点

検査前

- ☐ 検査開始前に排尿を済ませてもらいます。
- ☐ 体位は腹筋をゆるめ、安定した姿勢をとりやすいセミファウラー位くらいで行います。
- ☐ 針を刺すときは腹部に力を入れると刺しやすいこと、検査中は大きく動けないことを伝えます。
- ☐ 麻酔をして検査をするため痛みが小さく、心配はありません。

検査中

- ☐ 気分が悪いときは、早めに知らせてもらいます。

検査後

- ☐ 検査後は、状態により30分〜1時間は安静が必要です。
- ☐ 腹部に大量の腹水がたまっている場合、症状緩和の目的で、腹水を一定量排液することがあります。この場合は、体内循環量が急激に変動するためバイタルサインを頻繁に測定します。また、安静時間も長くなります。

MEMO

part4　病理組織検査　109

腎生検
(renal biopsy)

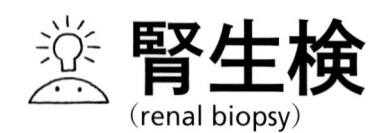

患者協力度	食事・水分の制限	前投薬	所要時間の目安	この検査の特徴
前 ★★ 中 ★★★★ 後 ★★★	あり 検査前1食禁止	あり	30分	・痛みや出血の危険を伴う ・安静時間が長い

どんな検査なの？

- 腎臓の細片を採取し、腎臓の病理組織学的診断を行う方法です。あらかじめCTを行い、腎臓の形状と位置を確認しておきます。
- 腹臥位となりエコーにより腎臓の位置を確かめながら、原則として右腎下極をねらって局所麻酔を行った後、穿刺針を刺して検体を採取します。

検査で何がわかるの？

- 糸球体や尿細管の状態をみるだけでなく、自己免疫性タンパクを見つけるなど、腎炎・腎硬化症・自己免疫腎炎などの腎臓疾患の確定診断を行い、治療法を決定することができます。
- 腎臓の腫瘍に対しては、腎生検は行いません。

ここを伝える！　検査前・中・後の注意点

検査前

- ☐ 生検後はベッド上での排泄になることを伝えます。
- ☐ 安静臥床に伴う血栓予防のために弾性ストッキングを着用します。

検査中

- ☐ 腹臥位になり腎穿刺がしやすいよう、腹部の下に枕を挿入します。
- ☐ 気分が悪くなった際にはすぐに申し出るよう伝えます。

検査後

- ☐ 検査後から翌朝まではベッド上安静となります。6時間までは仰臥位で絶対安静です。
- ☐ 検査後6時間経過したらベッドを30度ギャッチアップ、ローリング（体位変換）が可能となります。
- ☐ 腎出血予防のため、腰部をひねったり、膝を曲げたりする動作は禁止です。
- ☐ 飲水を促し血腫形成予防のため十分な尿量を確保します。
- ☐ 排尿ごとに尿の色、性状、肉眼的血尿の有無を観察します。
- ☐ 安静による腰痛がある場合は、痛み止めなどの使用ができます。
- ☐ 翌朝から歩行は可能となりますが、生検後1週間は再出血のリスクがあるため、階段昇降や激しい運動は避けてもらいます。

プラスアルファ

腎移植後の腎生検
　腎移植後の腎生検は、腸骨下に移植腎があるため、仰臥位で検査します。

文献
今井圓裕 編：腎臓内科レジデントマニュアル　改訂第6版．診断と治療社．2012

part4　病理組織検査　　111

病理組織検査（皮膚生検）
（histopathology：skin biopsy）

患者協力度	食事・水分の制限	前投薬	所要時間の目安	この検査の特徴
前 なし 中 ★★★ 後 ★★	なし	あり	30分〜 1時間程度	・痛みは少ない

どんな検査なの？

- 局所麻酔を行い、病変のある体の一部（皮膚）を採取し、細胞や組織の形の変化を肉眼的、顕微鏡的に観察し、病気の診断を行う検査です。この検査結果をもとに治療方針が立てられたり、手術の術式が決定されることが多く、重要な検査です。

検査で何がわかるの？

- 皮膚の病気の種類やタイプの確定診断ができます。

ここを伝える！　検査前・中・後の注意点

検査前

- ☐ 検査部位によって姿勢の保持が必要であり、患者の協力が必要となります。
- ☐ 電気メスを使用する際には金属類をすべて外してもらいます。
- ☐ 麻酔を使用するため、痛みは少ないです。

検査中

- ☐ 痛みや気分不快などの症状が出現したら、申し出てもらいます。

検査後

- ☐ 検査当日は出血の危険があるため、運動・飲酒・入浴は避けるよう伝えます。
- ☐ 傷が乾くまでは、入浴は控え、毎日シャワーできれいに流して抗菌薬含有軟膏を外用し、ガーゼや絆創膏で創部を保護してもらいます。
- ☐ 縫合している場合は、抜糸までは感染を防ぐため、湯船につかるのは避けるよう伝えます。
- ☐ 抜糸までの期間で、創部に感染徴候が出現した際には、病院に連絡するよう伝えます。

MEMO

病理組織検査（筋・骨格系生検）
(histopathology : muscle biopsy, bone biopsy)

患者協力度	食事・水分の制限	前投薬	所要時間の目安	この検査の特徴
前 ★ 中 ★★★ 後 ★	あり 必要に応じて	あり 必要に応じて	採取部位により異なる	・侵襲が大きい

どんな検査なの？

- 病理組織検査とは、病変のある細胞や組織を採取し、肉眼的、顕微鏡的に観察し、病気の診断を行う検査です。
- 検査の種類には、細胞診、生検、手術材料、術中迅速診断などがあります。ここでは生検について解説します。
- 生検は、検体の採取に苦痛を伴うため、最終的な診断として用いられます。生検の方法には、針生検と切開・切除生検があり、いずれも局所麻酔を使用します。筋・骨格系では、骨、骨膜、筋、神経、軟部腫瘍が生検の対象となり、主として、急性炎症、慢性炎症、腫瘍、筋神経疾患の鑑別診断、または確定診断を行います。

検査で何がわかるの？

- 筋・神経生検では、筋原性と神経原性の鑑別を行います。
- 骨生検・軟部腫瘍切除生検では、腫瘍が良性か悪性かを診断します（表）。

良性腫瘍	骨細胞腫、軟骨腫、脂肪腫、神経鞘腫など
悪性原発性骨軟部腫瘍（骨軟部肉腫）	骨肉腫、軟骨腫、脂肪肉腫、悪性線維性組織球腫、滑膜肉腫、平滑筋肉腫、神経肉腫など

ここを伝える！　検査前・中・後の注意点

検査前

- [ ] 生検は、局所麻酔薬を使用して行います。これまでに麻酔を使用しアレルギー症状がなかったか確認します。
- [ ] 生検時、出血するリスクがあるため、内服薬を確認し、抗凝固薬を服用している場合は休薬してもらいます。
- [ ] 検査は手術室で行います。検査時は手術着に着替えてもらいます。
- [ ] 前日の食事制限はありません。当日の食事は検査終了後になります。
- [ ] 検査当日は入浴することができません。
- [ ] 骨生検・軟部腫瘍切除生検では、合併症や後遺症として、目立った傷跡、関節拘縮（特に関節周囲の骨腫瘍の場合）、骨腫瘍の部位によっては筋力低下、種々の痛み、しびれが生じる場合があります。

検査中

- [ ] 麻酔をかけるとき、組織を採取するとき痛みを伴います。痛みが強いときはスタッフに声をかけるよう伝えます。
- [ ] 麻酔使用時に、気分不快が出現したときは、我慢せず、すぐに伝えてもらいます。

検査後

- [ ] 検査後は安静が必要となります。
- [ ] 腕で筋生検を行った際は、歩行はできますが、検査した腕で重いものは持たないよう伝えます。場合によっては、三角巾で固定をします。
- [ ] 足で筋・神経生検を行った場合は、ベッド上安静になります。検査したほうの足に体重をかけないよう注意を促します。
- [ ] まれに検査した部位から感染することがあります。必要に応じて抗菌薬が処方されることがあります。

病理組織検査（婦人科領域）
(histopathology：gynecologic pathology)

患者協力度	食事・水分の制限	前投薬	所要時間の目安	この検査の特徴
前　なし 中　★★ 後　なし	なし	なし	10分	・プライバシーに配慮が必要

どんな検査なの？

- 綿棒やブラシ、専用の器具を使用し、内診により子宮頸部、内膜、および腟部の細胞を採取する検査です。

検査で何がわかるの？

- がんの組織型や分化度を調べ、治療方法を確定できます。
- 子宮頸がん、子宮体がん、子宮内膜増殖症の診断ができます。

ここを伝える！ 検査前・中・後の注意点

検査前
- ☐ 内診することなど、検査の手順について説明します。
- ☐ 開脚が十分にできないと有効な検査ができないため、羞恥心が強い体位ではありますが、説明して協力を得ます。股関節疾患がある場合には内診台に上がる前に、どの程度開脚ができるか確認します。

検査中
- ☐ 内診時は、プライバシー保持のためにカーテンで仕切りをしますが、ないほうが安心する場合は、申し出てもらいます。
- ☐ 内診台から転倒しないよう注意を促します。

part5
血液、生化学、尿・便検査

主な血液検査、生化学検査、尿・便検査の基準値と特徴

血液検査

名称、略称	基準値
WBC：白血球数	成人：4000〜8000/μL　小児：5000〜13000/μL 幼児：5000〜18000/μL　新生児：9000〜30000/μL
RBC：赤血球数	男性：430〜570 × 10^4/μL　女性：380〜500 × 10^4/μL
Hb：血色素（ヘモグロビン）濃度	男性：13〜16 g/dL　女性：12〜15 g/dL
Hct：ヘマトクリット値	男性：39〜52%　女性：34〜44%
PLT：血小板数	15〜34 × 10^4/μL

血液一般

名称、略称	基準値
好中球比率：Neutro%	40〜60%
リンパ球比率：Lymph%	30〜45%
単球比率：Mono%	3〜6%
好酸球比率：Eosino%	3〜5%
好塩基球比率：Baso%	0〜2%
網赤血球数：Retic	0.5〜1.5%

凝固検査

名称、略称	基準値
PT：プロトロンビン時間	9〜15 秒　活性：70〜100%
PT-INR：プロトロンビン時間　国際標準化比	1.0
APTT：活性化部分トロンボプラスチン時間	25〜45 秒
FBG：フィブリノゲン	155〜415 mg/dL
TT：トロンボテスト	70〜130%
HPT：ヘパプラスチンテスト	70〜130%
出血時間	1〜3 分（Duke 法）　1〜8 分（Ivy 法）

生化学検査

名称、略称	基準値
AST（GOT）：アスパラギン酸アミノトランスフェラーゼ	10〜40 IU/L
ALT（GPT）：アラニンアミノトランスフェラーゼ	5〜45 IU/L
LDH：乳酸脱水素酵素	120〜245 IU/L
ChE：コリンエステラーゼ	214〜466 IU/L

特徴

WBCは白血球数を示します。細菌やウイルスから体を防御しているので、炎症（感染）や血液疾患で値が変化します。RBCは赤血球数を、Hbは赤血球中の酸素を運搬する物質を、Hctは赤血球の濃さを示し、低下している場合は貧血、増加している場合は、多血症を示します。PLTは出血を止める血小板の数を示します。

白血球には顆粒球（好中球・好酸球・好塩基球）、リンパ球、単球などさまざまな種類があり、その比率を％や絶対数として示しています。好中球は細菌を攻撃し、リンパ球はウイルスを攻撃したり免疫に関係したりしています。単球は感染症で、好酸球は花粉症やアレルギーでも増加します。白血球総数だけでなく、どの細胞が変化しているかも大切です。

赤血球のもととなる細胞で、赤血球が作られていると高く、作られていないと低くなり、貧血に対する赤血球産生状況を判断します。

血液が固まる（凝固）ためには血小板だけでなく凝固因子と呼ばれるいくつかのタンパク質が必要で、これらはそのはたらきを判断する検査です。FBGは代表的な凝固因子を示します。凝固因子の多くは肝臓で作られ、PT・TT・HPTは肝臓のはたらきをみる目的でも測定されます。PTやTTはワルファリンカリウムという抗凝固薬の効果判定のためにも測定されます。PTとPT-INRは同じ意味を表しますが、PT-INRはPTを国際標準表示で表したもので、PTは低いほど、PT-INRは高いほど血液の固まり方が弱いことを示します。

耳垂（耳たぶ）に針を刺し、30秒ごとに穿刺部にろ紙をあて、止血するまでにかかる時間を測定します。休薬や中止薬の制限はなく、抗凝固薬の内服の有無により結果に差が生じます。正常値は1～5分。

肝臓にどのくらい負担がかかっているか、肝細胞の障害の程度を示します。脂肪肝、急性肝炎、慢性肝炎、肝硬変などで増加します。肝臓以外にも心臓、赤血球、筋肉などの疾患でも増えることがあります。

栄養状態を示します。肝臓障害や栄養不足で低下し、脂肪肝など栄養過多やネフローゼ症候群、甲状腺機能亢進症などで増加します。

名称、略称	基準値
T-Bil：総ビリルビン	0.2〜1.0 mg/dL
D-Bil：直接ビリルビン	0.0〜0.3 mg/dL
I-Bil：間接ビリルビン	0.1〜0.8 mg/dL

名称、略称	基準値
ALP：アルカリホスファターゼ	80〜260 IU/L
LAP：ロイシンアミノペプチターゼ	30〜80 IU/L
γ-GT：ガンマGTP	男性：10〜50 IU/L　女性：9〜32 IU/L

名称、略称	基準値
TP：総タンパク	6.7〜8.3 g/dL
Alb：アルブミン	3.8〜5.3 g/dL

名称、略称	基準値
AMY：アミラーゼ	66〜200 IU/L
リパーゼ	5〜35 IU/L

名称、略称	基準値
CK：クレアチンキナーゼ	男性：57〜197 IU/L　女性：32〜180 IU/L

名称、略称	基準値
UN：尿素窒素	男性：3.8〜7.0 mg/dL　女性：2.5〜7.0 mg/dL
Cr：クレアチニン	男性：0.61〜1.04 mg/dL　女性：0.4〜1.0 mg/dL

名称、略称	基準値
UA：尿酸	男性：3.8〜7.0 mg/dL　女性：2.5〜7.5 mg/dL

名称、略称	基準値
Na：ナトリウム	137〜145 mEq/L
K：カリウム	3.5〜5.0 mEq/L
Cl：クロール	98〜108 mEq/L
Ca：カルシウム	8.4〜10.4 mg/dL

名称、略称	基準値
Fe：血清鉄	男性：50〜200 μg/dL　女性：40〜180 μg/dL
フェリチン	男性：20〜280 ng/mL　女性：5〜157 ng/mL

特徴

黄疸の程度を示します。肝臓疾患やある種の貧血などで増加します。体質が関係する場合もあります。 D、I はビリルビンの種類を示し、D-Bil は主に肝臓や胆道系、I-Bil は主に血液の体内での破壊（溶血）と関連があります。

肝臓から出る胆汁の流れ具合を示します。肝臓・胆嚢・膵臓などの疾患で増加しやすい酵素です。 γ-GT は肝臓が悪くなくても飲酒によって増加します。採血前の食事や飲酒の有無に注意が必要です。

タンパク質にはアルブミンとグロブリンがあり、アルブミンは栄養状態の、グロブリンは免疫状態（抗体）の指標になります。

アミラーゼは膵臓から出される消化酵素で、急性・慢性膵炎などの指標とされます。唾液腺にも含まれるので耳下腺炎でも増加します。リパーゼも膵臓から出される消化酵素で膵疾患の指標とされます。

骨格筋や心筋など筋肉の障害の程度を示します。心筋梗塞、筋肉疾患、薬剤の影響などで高値になります。運動後に測定すると増加しやすい酵素なので、採血前には運動を避ける必要があります。

腎臓のはたらきをみる検査です。腎臓から尿に排泄される老廃物なので、腎臓機能が低下すると増加します。

痛風や血管障害を引き起こす尿酸の濃度を示します。

体液にはさまざまな物質が含まれ電解質（Na、K、Cl、Ca など）とそれ以外に分けられます。血液中の電解質は生体の機能を維持するために、そのバランスが一定しています。 腎臓機能低下、脱水、内分泌機能などでこのバランスが変化してしまいます。

体内の鉄分には血液中にある血清鉄（Fe）と、主に肝臓に蓄えられている貯蔵鉄（フェリチン）があります。 鉄欠乏性貧血では Fe とフェリチンが低下します。

名称、略称	基準値
TC：総コレステロール	120〜219 mg/dL
TG：中性脂肪	30〜149 mg/dL
HDL-C：HDL-コレステロール	40〜65 mg/dL
LDL-C：LDL-コレステロール	65〜139 mg/dL

名称、略称	基準値
CRP：C反応性タンパク	0.3 mg/dL 以下

名称、略称	基準値
FBG：空腹時血糖	70〜109 mg/dL
Glu：随時血糖	70〜139 mg/dL
HbA1c：グリコヘモグロビン	4.6〜6.2％（NGSP）

名称、略称	基準値
血糖負荷試験	空腹時値：110 mg/dL 未満 2時間後値：140 mg/dL 未満

尿・便検査

	項目	基準値
尿	比重	1.015〜1.025
	pH	4.5〜7.5
	尿タンパク	定性：陰性（−）　定量：150 mg/日以下（蓄尿）
	尿糖	定性：陰性（−）　定量：100 mg/日以下（蓄尿）
	ウロビリノゲン	±〜1+（弱陽性）
	ビリルビン	定性：陰性（−）
	ケトン体	定性：陰性（−）
	尿中アミラーゼ	100〜1100 IU/L
	潜血反応	定性：陰性（−）
	尿沈渣	赤血球：1視野に0〜1個以下 白血球：1視野に男性0〜1個以下　女性0〜4個以下 上皮細胞：1視野に少量 円柱：1視野に0個　結晶：1視野に少量
便	便潜血	陰性（−）

特徴

コレステロールは細胞にとって重要な物質で、血液中にはいろいろなコレステロールがあります。TC はコレステロールの総量を示します。HDL は体の末梢から肝臓にコレステロールを輸送してくれるので、HDL-C は善玉コレステロールと呼ばれ、LDL は肝臓から末梢へコレステロールを運ぶので悪玉コレステロールと呼ばれます。TG は中性脂肪を示し、過食・肥満などで増加します。コレステロールの目標値は主に心臓病や脳卒中の危険を回避するために設定されており、高血圧・糖尿病・喫煙などの有無で変化します。

体内の炎症や組織の破壊などがあると増加します。

FBG は空腹時の、Glu は食後あるいは食事摂取が不明な場合の血液中のブドウ糖濃度（血糖値：グルコース）を示します。食後には増加するので食事の有無を確認する必要があります。血糖は採血時の状態で変動するので、それ以前の平均的な血糖の状態をみることが必要となり HbA1c（グリコヘモグロビン）が利用されます。HbA1c は赤血球にあるヘモグロビンが糖により影響されたもので、過去 1～2 か月分の平均血糖値を反映します。

負荷薬剤（ブドウ糖）を摂取後、安静にし、30 分、60 分、90 分、120 分後の採血による血糖値を測定することにより糖代謝が正常か否かをみます。負荷前、負荷後に採尿する場合もあります。前日の飲酒は控え、前日 22 時以降は検査終了まで絶飲食、検査 1 時間前までは水のみ摂取可能という制限があるので事前の説明が必要です。内服薬がある場合は、医師の指示に従い休薬の有無を確認しておく必要もあります。

- 比重は尿の濃さを示します。
- pH は酸性・アルカリ性を示します。
- 尿タンパクや尿糖は腎臓・尿管・膀胱（尿路）からタンパクや糖が出ているか否かを示します。
- 尿糖は高血糖以外にも腎性糖尿（血糖正常でも腎臓から糖がもれやすい）ときに陽性となります。
- ビリルビンとウロビリノゲンは肝胆道疾患、血液疾患などで黄疸の原因を推察するため利用されます。ウロビリノゲン（±）は正常です。
- ケトン体は高血糖、脱水や絶食・飢餓状態のように栄養分がうまく利用できないときに陽性となります。
- 潜血反応は尿路から出血しているか否かを示します。糖と潜血はビタミン C 服用中（サプリメントを含む）に反応が弱まることがあるので注意が必要です。
- 尿を顕微鏡で観察し、赤血球、白血球、その他の成分を沈渣として表し、腎炎や膀胱炎など腎・泌尿器系の障害の原因・程度の指標とします。

消化管から出血しているか否かをみます。1 回・2 回・3 回分の検体提出が必要なときがあり、その場合はそれぞれ別の検体容器で採取します。自宅で採取する場合は必ず別の便で採取をすること、採取後は冷暗所で保存（理想は冷蔵保存）し、5 日以内に提出してもらう必要があるので事前の説明が必要です。

24時間蓄尿
（24-hour urine collection）

患者協力度	食事・水分の制限	前投薬	所要時間の目安	この検査の特徴
前　なし 中　★★ 後　なし	なし	なし	24時間	・患者の協力が十分得られるような説明が重要

どんな検査なの？

- 24時間の尿量と尿中物質の濃度を測定し、目的とする尿中物質の1日総排泄量を調べます。

検査で何がわかるの？

- 1日の尿量、尿タンパク排泄量（基準値0〜0.15 g／日）、食塩摂取量（≒1日尿中Na排泄量）、カリウム、リン、クレアチニンクリアランス（Ccr）等がわかります。
- 24時間蓄尿することで、正確な尿タンパクや腎機能を測定するだけではなく、食事療法がうまく行われているかどうかの指標としても非常に大事な検査です。
- 高血圧や慢性腎臓病（CKD）の診断と管理・治療に有用であり、さまざまな情報が得られるため腎機能評価には必須です。

ここを伝える！ 検査前・中・後の注意点

検査前

- □ 24時間の尿が全部入る大きな容器と尿を採取するコップのようなものを用意します（尿量測定が必要な場合は目盛り付きのものを用意します）。
- □ 蓄尿用採取容器を用意した場合は、1回の尿の1/50量を正確に採取できるため尿量を測定する必要はありません。
- □ 確実に24時間蓄尿できる日に検査してもらいます。
- □ 女性の場合、月経中は避けるよう説明します。
- □ 検査開始後、最初の尿は捨てて、その時間から24時間尿をためます（例えば、朝一番の排尿が6時だった場合、6時が検査開始時間です［このときの尿は捨てる］。翌日朝6時に尿意がなくても必ず排尿し検査終了となります）。

検査中

- □ 説明通りに行ってもらう。

検査後

- □ 特になし。

プラスアルファ

24時間蓄尿によるクレアチニンクリアランス（Ccr）

● どんな検査なの？
- 腎臓の糸球体機能（腎機能）を正確に知るための検査です。24時間蓄尿して尿中のクレアチニン量を測定します。蓄尿が終わった朝の空腹時に採血を行い、血清クレアチニン値も測定します。

● 検査で何がわかるの？
- クレアチニンは、体内でエネルギーとして消費されたタンパクの残りかす（老廃物）です。血液に含まれており、糸球体でろ過されます。しかし、腎機能が低下した場合は、尿細管で再吸収されず尿中に排泄されます。
- 尿中に排泄されなかったクレアチニンは、血液中に蓄積されていきます。血中と尿中のクレアチニンの量を測定して比較し、腎臓の糸球体が老廃物などを取り除く力がどれくらいあるかをチェックすることにより、腎機能を調べる検査です。
- その他は、すべて24時間蓄尿に準じます。

便検査・糞便培養検査
(fecal examination, fecal culture)

患者協力度	食事・水分の制限	前投薬	所要時間の目安	この検査の特徴
前　なし 中　★ 後　★	なし	なし	個人差がある	・患者の負担が少ない

どんな検査なの？

- 糞便を用いて、虫卵検査、寄生虫・細菌の検出、感染性腸炎の鑑別を行います。

検査で何がわかるの？

- 寄生虫、虫卵の存在、クロストリジウム・ディフィシレ毒素（CDトキシン）、下痢便での食中毒菌、ロタウイルス、ノロウイルス、一般細菌の有無がわかります。

ここを伝える！　検査前・中・後の注意点

検査前

- ☐ 滅菌シャーレに指頭大の量の便を採取してもらいます。
- ☐ 糞便の外観は検出される微生物の推定に役立つため、カップ型の採取容器に入れて、提出してもらいます。
- ☐ 正確な結果を得るため、採取容器の内側には触れないように説明します。また、便の乾燥を避けて、できるだけ新鮮な便を提出してもらいます。
- ☐ 感染予防のため、便や肛門に触れた際には、石鹸・流水でよく手を洗います。

検査中

- ☐ 説明通りに検体を提出してもらいます。

プラスアルファ

ノロウイルスによる急性腸炎は、糞便や吐物から排泄されたウイルスによって接触感染、さらに、乾燥して飛沫感染を起こすため、周囲に飛散させないように注意します。流水・石鹸による手洗いでウイルスを除去するのが基本です。汚染された場合には、ペーパータオルなどで拭き取り、アルコールではなく次亜塩素酸系薬剤での消毒が必要です。

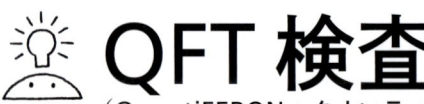

QFT 検査
（QuantiFERON：クオンティフェロン® TB ゴールド検査）

患者協力度	食事・水分の制限	前投薬	所要時間の目安	この検査の特徴
前　なし 中　★ 後　なし	なし	なし	5分	・客観的な測定結果が得られる ・検査費用が高額

⇨ どんな検査なの？

- ツベルクリン反応よりも正確に結核感染を診断できる新しい検査法です。2006年に保険適応となり普及してきています。

- 採血した血液から分離された白血球と、結核菌の2種類のタンパク質を試験管の中で反応させます。

⇨ 検査で何がわかるの？

- 結核菌による感染の有無を診断できますが高齢者等の既感染者は陽性になりやすいです。

- 結核による最近の感染と過去の感染が区別できません。

ここを伝える！　検査前・中・後の注意点

☐ 結核菌に感染している可能性を考慮し、結果がわかるまでは感染拡大防止のため空気感染予防策をとることを説明します。

プラスアルファ
- 免疫抑制状態にある患者さんは陰性と判断されやすいです。
- 5歳未満の小児適用のエビデンスがありません。
- ツベルクリン反応に比べるとBCG接種の影響を受けません。

レニン活性測定
(measurement of renin activity)

患者協力度	食事・水分の制限	前投薬	所要時間の目安	この検査の特徴
前 ★ 中 ★ 後 なし	なし	なし	約30分	・侵襲が小さい

どんな検査なの？

- 30分安静臥位または15分間安静後の座位で採血を行い、レニンというタンパク分解酵素の活性を調べる検査です。

検査で何がわかるの？

- 高血圧・ホルモン異常のある患者に行います。高血圧やむくみの出る疾患の診断や、治療法の選択のために行われる検査です。
- 高値の場合は腎血管性高血圧、褐色細胞腫、悪性高血圧、ネフローゼ症候群などが疑われます。
- 低値の場合には低レニン性本態性高血圧、原発性アルドステロン症、クッシング症候群などが疑われます。

ここを伝える！ 検査前・中・後の注意点

検査前

☐ 30分安静臥床または15分安静後の座位で採血することを説明します。

> **プラスアルファ**
> **特に注意が必要な患者さん**
> 　降圧薬・利尿薬を内服中の場合は、降圧薬により偽陽性、偽陰性を示す可能性があるため、未治療あるいは少なくとも2週間から2か月休薬後に検査します。

成長ホルモン(GH)負荷試験
(growth hormone test)

患者協力度	食事・水分の制限	前投薬	所要時間の目安	この検査の特徴
前 ★★★ 中 ★★★★ 後 なし	あり	なし	1〜2時間 1日1種類の薬剤を3種類3日間	・検査時間が長く、小児には苦痛が大きい

⇨ どんな検査なの？

- 成長ホルモンの分泌を促す薬剤を用いて血液中の成長ホルモンの分泌量を数回にわたって採血をし、分泌状態を調べる検査です。

⇨ 検査で何がわかるの？

- GH（成長ホルモン）は、脳下垂体から脈動的に分泌されるので、分泌能を知るためには1回の採血では不適当であり、分泌を促す薬剤を用いて一定時間ごとに血液中のGHを測定し分泌能を診断する検査です。

ここを伝える！　検査前・中・後の注意点

検査前

- [ ] ベッド上安静にしてもらい静脈針を留置しルート確保をし、絶飲食になります。
- [ ] 3歳以上成人に至るまで、前日20時以降絶飲食です。
- [ ] 1～2歳では検査前6～8時間の絶飲食です。
- [ ] 成長ホルモンは夜眠っている間に多く分泌されるため検査は午前中に行います（図）。

検査中

- [ ] 検査中はベッド上安静です。
- [ ] 正確な結果を得るため、安静や静脈ルート抜去などが起きないように協力してもらいます。

検査後

- [ ] 全解除。制限はありません。

成長ホルモン分泌パターン

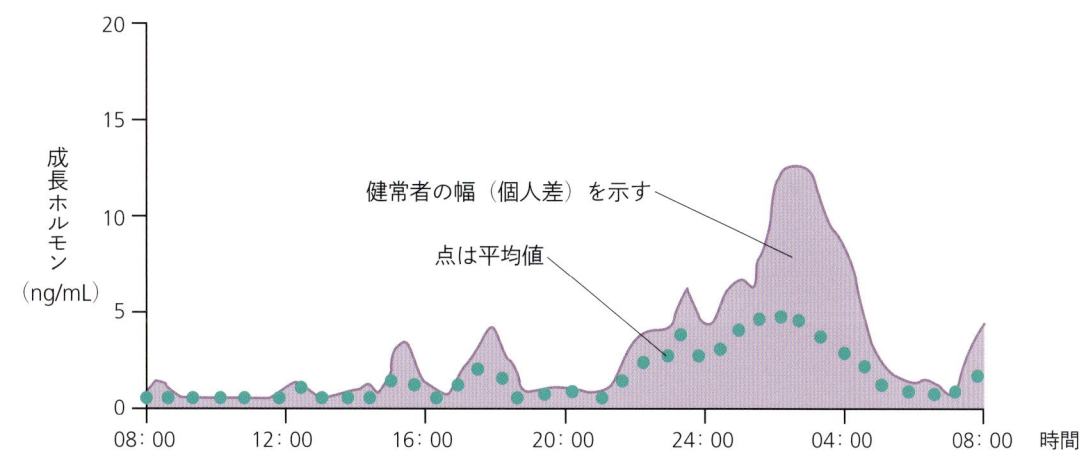

成長ホルモン（ng/mL）

健常者の幅（個人差）を示す
点は平均値

時間　08:00　12:00　16:00　20:00　24:00　04:00　08:00

プラスアルファ

検査中、血圧低下を伴う薬剤（クロニジン）を使用する際は、採血ごとに血圧を測定します。

MEMO

part6
細菌検査

胃液検査 （肺結核の検査）
(gastric analysis)

患者協力度	食事・水分の制限	前投薬	所要時間の目安	この検査の特徴
前 ★★ 中 ★★★★ 後 ★	あり 基本的に 前日21時以降絶飲食	なし	15〜20分	・苦痛を伴う ・感染予防が必要

⇨ どんな検査なの？

- 経鼻的に管を挿入し、早朝に胃液を採取して検査します。
- 肺結核が疑われる患者さんで、主に痰が出ない場合に行う検査です。

⇨ 検査で何がわかるの？

- 結核の約80％は肺内結核で、その多くで喀痰中に結核菌を認めます。痰が出ない患者さんでは、無意識のうちにこれを飲み込んでいるので、早朝に胃液を採取し、塗抹検査をすることで肺結核の診断指標の1つとなります。

- かつては繁用された検査法ですが、塗抹法の感度は60％程度にとどまり、疑陽性が1/3程度に達するという報告もあり、結果の判定には慎重でなければなりません。

ここを伝える！　検査前・中・後の注意点

検査前
- [ ] 胃チューブを鼻腔より挿入し、座位または、臥位で行います。

検査中
- [ ] 胃チューブが咽頭まで到達したら、口を閉じチューブを「ゴクン、ゴクン」と飲み込んでもらいます。

検査後
- [ ] 咽頭に違和感がなければ、水分・食事を摂ってかまいません。

MEMO

血液培養検査
（blood culture）

患者協力度	食事・水分の制限	前投薬	所要時間の目安	この検査の特徴
前　なし 中　★★ 後　★	なし	なし	5分	・痛みを伴う

どんな検査なの？

- 採血により採取した血液を培養し、血液中の細菌の有無を調べる検査です。

検査で何がわかるの？

- 血液中に菌が存在することを証明して、検出された菌の薬剤感受性検査を行い、適切な抗菌薬を選択するための検査です。

ここを伝える！　検査前・中・後の注意点

検査中
- □ 無菌操作で行います。
- □ 複数の検体を採取する場合は、それぞれの培養ごとに穿刺部位を替えて採取します。

検査後
- □ 採血部位の止血のため、動脈採血の場合は圧迫します。

part7
眼科検査

視力検査（自覚的屈折検査）
（subjective refraction）

患者協力度	食事・水分の制限	前投薬	所要時間の目安	この検査の特徴
前　なし 中　★ 後　なし	なし	なし	5〜10分	・主観が反映される

➡ どんな検査なの？

- 測定にはランドルト環視標を用い、切れ目の方向が判別できた最小の視標が現在の視力になります。小さなランドルト環の切れ目がわかるほど視力はよいということです。
- 裸眼視力と矯正視力、さらに両眼視力と片眼視力をそれぞれ測定します。片眼の視力よりも、両眼の視力のほうが、やや視力が向上します。それは脳が両眼視機能によって、補正をかけて見やすくするためです。
- 小児の場合、視力の発達や年齢によって検査の理解度は異なるので、年齢によって検査を変えなければなりません。字ひとつの視力表でも検査が難しい、さらに小さな子どものためには絵本の指差しでも検査は可能です。

➡ 検査で何がわかるの？

- 成人では、屈折異常や眼疾患の有無などを知ることができます。乳幼児では、視力の発達過程であるため、屈折異常や眼疾患の有無だけでなく、弱視の有無を知るための検査にもなります。
- 眼科では、矯正視力を問題とするため、裸眼で視力0.3であったとしても、メガネやコンタクトレンズを装用して視力0.9しか出ないと問題視されます。矯正視力1.0が出ないと弱視と判定されるからです。
- 成人の場合は高血圧に伴って多く発生する網膜静脈閉塞症や、糖尿病網膜症では、部位によっては視力障害が出ます。普段両目で見ていると片目に異常があってもなかなか気づかないものです。眼科で片目ずつ視力を測定して初めて見つかることがあります。

- 強度近視の場合は網膜が平均より薄く、網膜剥離などの重大な病気を引き起こす可能性が高くなります。
- 中年以降で急に手元が見やすくなってきた場合には、白内障が始まり、水晶体の中心部分が固くなって近視化を起こしている場合があります。さらに白内障が進行すれば矯正視力も低下してきます。
- 60歳以降では網膜の大切な部分に変性が起こり、視力が少しずつ落ちてくる場合もあり、これも視力を測れば眼底検査が必要か判断できます。
- 普段から視力検査をしておくことは、病気の早期発見につながります。

ここを伝える！ 検査前・中・後の注意点

検査前

- ☐ 足元の突起物やコードはできるだけ排除し、危険のない安全な環境に整えておきます。
- ☐ 患者さんの椅子は背もたれがあると転倒防止になります。

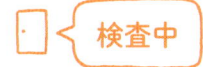

検査中

- ☐ ぼやけていても、輪の切れ目の方向がわかれば答えてもらいます。
- ☐ 眼を細めないようにしてもらいます。
- ☐ 「もう少しです。頑張ってください」などの励ましの言葉を使ってコミュニケーションをとりながら検査を進めていきます。

検査後

- ☐ 詳しい説明は医師からあります。

プラスアルファ

- 「視力を計ります」という言葉だけでは、患者さんの検査に対する協力が得られない場合があります。患者さんが不安を抱えた状態で検査を受けていることを考えれば、何のために検査をするのか説明をする必要があります。
- 緑内障などの慢性疾患では片眼の視力が低下しても、両眼で生活をしていると気づかないので、定期的に両眼の視力検査は必要であることも説明すると、検査への協力が得られます。

part7 眼科検査

色覚検査
（color vision test）

患者協力度	食事・水分の制限	前投薬	所要時間の目安	この検査の特徴
前　なし 中　★ 後　なし	なし	なし	1分弱	・誰にでも容易に使用できる ・検出精度が優れている

➡ どんな検査なの？

- 物を見る機能の1つである色覚（色を識別する感覚）の異常を調べる検査です。
- 石原表：正常色覚者のみが読める表です。背景、数字、図形を2色覚の混同色を使用することにより、色覚正常者と異なる読み方をしたり、色覚異常者で読むことができないように作られています。
- パネルD-15（色相配列検査）：少しずつ色が違う15色を色が似ている順番に並べてもらう検査です。

➡ 検査で何がわかるの？

- 色覚異常は、赤、青、緑の基本3色覚が障害された状態で、遺伝性の先天色覚異常と眼疾患（網膜色素変性症や視神経疾患など）や中枢神経系疾患（大脳性色覚異常など）に合併する後天色覚異常がわかります。

ここを伝える！ 検査前・中・後の注意点

検査前
- [ ] 視能訓練士の指示に従って答えるよう説明します。

検査中
- [ ] 自分のペースで答えるように伝え、慌てないようにしてもらいます。

検査後
- [ ] 特になし。

患者さんからのよくある質問

Q. 色覚異常者はどのように見えているのですか？ すべてモノクロですか？
A. まったく色の識別ができないわけではなく、正常色覚者とは異なりますが、それぞれの異常の程度に応じた色の見え方（色の世界）があります。

Q. 運転免許の取得は可能ですか？
A. 運転免許の色覚検査は強度の色覚異常でも問題なく答えられ、通常の運転にはほとんど心配ありません。

視野検査
（perinetry）

患者協力度	食事・水分の制限	前投薬	所要時間の目安	この検査の特徴
前　なし 中　★★ 後　なし	なし	なし	30分前後 検査プログラム、視野異常の程度、患者協力などにより異なる	・集中力が必要 ・疲労が大きい

どんな検査なの？

- 非検査眼をガーゼや眼帯などで遮蔽し、片眼ずつ測定します。
- 検査中患者さんには常にドーム状の装置の中心にある固視点を見つめたままで、周りに呈示される視標（光）が見えたらブザーを押してもらいます。

検査で何がわかるの？

- 眼科疾患だけでなく頭蓋内疾患においても診断や経過観察のうえで大変有用な検査です。
- 近年では、人間ドックなどでも静的視野のスクリーニング検査を取り入れている施設があり、緑内障の早期発見にも大変役立っています。
- 視野検査の適応疾患：緑内障、網膜疾患、黄斑部疾患、視神経疾患、頭蓋内疾患、心因性視覚障害、詐盲など

ここを伝える！ 検査前・中・後の注意点

検査前

- □ 視野検査室は暗室で狭い場合が多いため、歩行時は転倒などに対する注意が必要です。
- □ 視野検査が予定されているときには、散瞳薬や縮瞳薬を点眼しないように注意します。

検査中

- □ 眼を動かさず、中心固視点だけを見ていることがとても大事です。1点を見つめたまま、どのくらい周りが見えているかを調べる検査なので、必ず中心点から眼を動かさないようにします。
- □ 光は次々とあちこちに出てきますが、その光を眼で追わないようにします。瞬目（まばたき）は適度に入れてもらいます。
- □ 困っていることがあれば、途中でも申し出るよう伝えます。

検査後

- □ 疲労が大きいので、休息をとるよう促します。

プラスアルファ

静的視野検査では閾値を測定するため、「はっきり見えないようなわずかな光でも出たと思ったらブザーを押してください」「なかなか光が出てこないことや、器械の音だけして光が見えないこともありますが、見えないくらいの薄い光もたくさん出てきますから、心配なさらずにまた見えたときにブザーを押してください」などと伝えておくだけでも、患者さんの緊張感や不安が軽減され安心して検査に臨むことができます。

視野検査では、上眼瞼や睫毛の影響で上方の視野が狭くでてしまうことがあります。「まばたきのたびに大きく眼を開けてください」と声をかけるようにしましょう。必要に応じて上眼瞼が瞳孔にかからないようにサージカルテープで軽く引き上げて検査する場合もあります。ただし、瞬目を妨げるほど強く止めないようにしましょう。

文献
松元俊 森本誠子：目で見る視野検査の進めかた．金原出版，2007
松本長太 ほか：理解を深めよう視野検査．金原出版，2009
植村恭夫 ほか：視能矯正マニュアル．メディカル葵出版，1999
宮田和典 編：198の質問と回答例で説明力がぐぐんとUP！眼科の患者説明BOOK．メディカ出版，2011

眼圧検査
(tonometry)

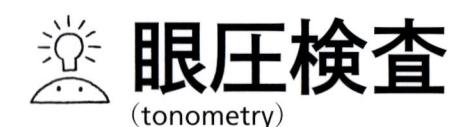

患者協力度	食事・水分の制限	前投薬	所要時間の目安	この検査の特徴
前　なし 中　★ 後　なし	なし	なし	1～2分	・侵襲が少ない ・検査時間が短い

どんな検査なの？

①非接触式眼圧計

〇ノンコンタクトトノメーター

- 一定の空気を噴出し角膜を変形させます。眼球の形状変化を測定します。
- 検査時間が1～2秒と短く、感染や角膜障害のリスクは低いです。医師以外でも測定可能であり、スクリーニング検査として使用されています。患者さんには座位で顔を台にのせてもらい、まつげやまばたきの影響を受けやすいため、まばたきをしないようにしてもらいます（原則的にはコンタクトレンズを外してもらいます）。

②接触式眼圧計

〇ゴールドマン（Goldmann）眼圧計

- 医師が測定します。
- 点眼麻酔をしてフルオレセイン色素で染色します。アプラネーションチップを直接角膜に押しあて測定します。現在最も精度の高い眼圧計です。
- 接触性のため、感染や角膜障害を起こすリスクがあります。
- 染色するため、コンタクトレンズは外してもらいます。
- 点眼麻酔薬やフルオレセインに過敏性のある人には用いられません。

〇手持ち式電子眼圧計　（トノペン）

- 仰臥位で測定することができます。眼圧を測定するために角膜を押す面積が少ないので、瞼裂の狭い目や角膜表面が不整な目にも使用できます。

検査で何がわかるの？

- 眼圧検査は眼科において一般的に行われています。スクリーニングの意味や目の状態を知る基本的な検査です。それぞれの目に適した眼圧があり、他の検査データと総合的に診断されます。

ここを伝える！　検査前・中・後の注意点

①非接触式眼圧計

検査前
- ☐ 機械から空気が出てきます。驚くかもしれませんが痛みはありません。
- ☐ できるだけ目を大きく開けてまばたきを我慢してもらいます。

検査中・後
- ☐ 特になし。

②接触式眼圧計

○ゴールドマン眼圧計

検査前
- ☐ チップを使い点眼麻酔をするときにしみることがあります。
- ☐ 安全に検査を行うために、顎と額を検査台にしっかりとつけ、大きく開眼することが大切です。

検査中・後
- ☐ 特になし。

○トノペン

検査前
- ☐ 仰臥位になり、できるだけまっすぐ天井を見て、目を大きく開けてまばたきを我慢してもらいます。
- ☐ その他、ゴールドマン眼圧計に準じます。

眼底検査
（funduscopy）

患者協力度	食事・水分の制限	前投薬	所要時間の目安	この検査の特徴
前 ★★ 中 ★★ 後 ★★	なし	あり	15分 散瞳時間含	・前処置が重要

どんな検査なの？

- 眼底（血管・網膜・視神経）の状態を、レンズを通して調べる検査です。
- 直像検査法、倒像検査法、細隙灯顕微鏡による方法があります（表）。

直像検査法	光を瞳孔にあてて検眼鏡で観察する（主に網膜の中心を見る）
倒像検査法	光を瞳孔にあてて、反射してきた光を凸レンズで集光して観察する（網膜全体を見る）
細隙灯顕微鏡による方法	三面鏡に眼底を映して観察する（眼底とその周辺まで鮮明に映し出すことができる）

検査で何がわかるの？

- 網膜疾患などの眼底病変の診断
- 視神経乳頭を観察して緑内障の初期所見の有無を確認
- 糖尿病の網膜症の進行や高血圧性の血管病変の評価
- 緑内障・網膜剥離・糖尿病網膜症・眼底出血・網膜色素変性症・眼内腫瘍・視神経萎縮・乳頭浮腫・脳腫瘍などの診断

ここを伝える！ 検査前・中・後の注意点

検査前

- ☐ 散瞳薬（瞳孔を拡大させる）を点眼してからの検査です。
- ☐ 散瞳するとまぶしく見えづらくなるため、検査当日は運転（自転車も含む）をせず、公共の交通機関を利用するよう伝えます。

検査中

- ☐ まぶしくなりますが、目を大きく開けてもらうよう伝えます。

検査後

- ☐ 個人差はありますが、散瞳後4〜5時間程度で元に戻ります。

プラスアルファ

網膜の血管は体外から直接観察できる唯一の血管であることから、血管変性をきたす疾病と関連づけて検査することがあります。

MEMO

part8
婦人科検査

子宮卵管造影検査
（HSG：hysterosalpingography：ヒステログラフィ）

患者協力度	食事・水分の制限	前投薬	所要時間の目安	この検査の特徴
前 ★★★ 中 ★★★ 後 ★★	なし	なし	5～10分	・X線被曝あり ・痛みを伴う

➡ どんな検査なの？

- 子宮口からチューブを挿入して造影剤を子宮腔内に注入し、子宮内腔、卵管の陰影から子宮腔の状態および、骨盤腔内の癒着を判定する検査です（図）。
- 月経終了後から排卵の前までの時期で妊娠を除外しうる早い時期に行うのが望ましいとされています。

子宮卵管造影検査のイメージ

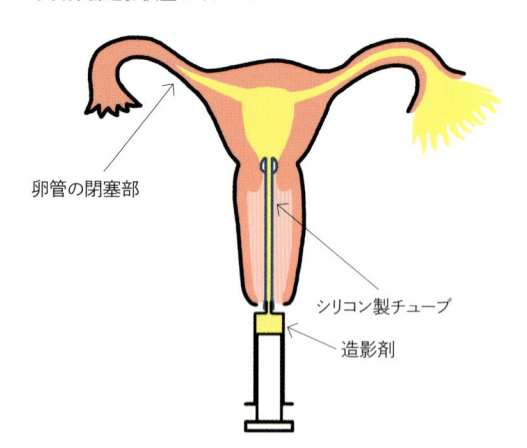

卵管の閉塞部

シリコン製チューブ

造影剤

➡ 検査で何がわかるの？

- 卵管の通過性や卵管采部・卵管周囲の癒着の有無、子宮腔の状態、骨盤腔内の癒着の有無などがわかります。
- 不妊症の診断のための基本的な検査の1つです。

ここを伝える！ 検査前・中・後の注意点

- 造影剤の項も参照してください（→ p.8）。

検査前
- ☐ 子宮口からチューブを挿入するため刺激に伴い出血する場合があります。

検査中
- ☐ 造影剤注入中、腹痛を感じたら、申し出てもらいます。

検査後
- ☐ 感染予防のため抗菌薬が処方された場合は、指示通り内服してもらいます。
- ☐ 帰宅後も腹痛が続く場合、月経2日目以上の出血が続く場合、発熱がある場合は、連絡するよう伝えます。
- ☐ 検査当日の性交渉・入浴は避けるよう指導します。

腟拡大鏡パンチ生検
（colposcopy：コルポスコピー）

患者協力度	食事・水分の制限	前投薬	所要時間の目安	この検査の特徴
前　なし 中　★★★ 後　★★	なし	なし	15分	・痛みを伴う ・プライバシーに配慮が必要

part8 婦人科検査　151

どんな検査なの？

- コルポスコープ（腟拡大鏡）を用いて子宮頸部を観察し、パンチ生検鉗子で組織を採取します。

検査で何がわかるの？

- 細胞診によるスクリーニングで子宮頸がんが疑われた場合、精密検査として行われ、子宮頸がんの進行度、前駆病変や初期病変がわかります。

ここを伝える！　検査前・中・後の注意点

検査前

- □ 内診することなど、検査手順を説明します。
- □ 検査後に使用するナプキンを持参してもらいます。

検査中

- □ 内診時は、プライバシー保持のためにカーテンで仕切りをしますが、ないほうが安心する場合は、申し出てもらいます。
- □ 内診台から転倒しないよう注意してもらいます。

検査後

- □ 止血用のガーゼを腟内に挿入し終了する場合があります。その場合、ガーゼは自宅で自己抜去していただきますので、抜去の時間と方法を説明します。
- □ 当日は入浴や性交は禁止し、発熱、月経を超えるような出血と腹痛を伴う場合は受診してもらいます。

プラスアルファ

月経時に行うと赤血球に紛れて疑わしい細胞が隠れてしまうこともあるので、月経終了後に検査を受けるのがよいでしょう。ただ、月経ではない不正出血が長く続く場合は診断のために細胞診を行うこともあるので医師と相談することを勧めます。

part9
耳鼻科検査

標準純音聴力検査
（standard pure tone audiometry）

患者協力度	食事・水分の制限	前投薬	所要時間の目安	この検査の特徴
前　なし 中　★ 後　なし	なし	なし	15〜20分	・痛みを伴わない

どんな検査なの？

- ヘッドホンをつけた状態でボタンを持ってもらい、音が聞こえ始めたらボタンを押して聞こえなくなったらボタンを離してもらう検査です。
- 気導聴力検査と骨導聴力検査の2種類の方法があります。

検査で何がわかるの？

- 聴力のレベルを測定し、難聴や外耳・中耳・内耳の障害を調べます。例えば、補聴器が必要かどうかを判断する指標の1つになります。

ここを伝える！　検査前・中・後の注意点

検査前
- ☐ 検査に支障をきたすため、イヤリングやピアス、補聴器は外してもらいます。

検査中
- ☐ 防音室という狭い部屋に入って検査する場合もあるので、閉所恐怖症などがある場合は申し出てもらいます。

鼻腔通気度検査
（examination of nasal patency）

患者協力度	食事・水分の制限	前投薬	所要時間の目安	この検査の特徴
前　なし 中　★ 後　なし	なし	なし	5〜30分	・痛みを伴わない

どんな検査なの？

- 測定機器のマスクをして片方ずつ鼻腔をふさいで鼻呼吸をすることで、目に見えない鼻の通りを調べる検査です。

検査で何がわかるの？

- 慢性副鼻腔炎や睡眠時無呼吸であるかどうかを判断する1つの指標になります。
- 鼻づまり、鼻の通りやすさを評価する検査です。

ここを伝える！　検査前・中・後の注意点

検査前
- □ 初回は緊張している場合もあるため、練習してから検査することを説明します。

検査中
- □ 鼻づまりが強い場合は、呼吸苦を感じる場合もあります。呼吸をするときはなるべく大きめに呼吸をしてもらいます。

part9　耳鼻科検査　155

平衡機能検査
(examination of equilibrium)

患者協力度	食事・水分の制限	前投薬	所要時間の目安	この検査の特徴
前　なし 中　★★★ 後　なし	なし	なし	1時間10分程度	・気分不快などの症状が増強する可能性がある

どんな検査なの？

- 三半規管や視覚、深部感覚などを調べて、平衡機能が正しくはたらいているかを調べる検査です。各種の検査によって平衡障害の部位診断、特に末梢性（内耳性）か中枢性（脳）かの診断において重要になります。
- 検査にはいくつかの方法があります（表）。

眼振検査	視標をじっと見てもらい、眼振があるかどうかを観察します（注視眼振検査）。フレンツェルの眼鏡という特殊な眼鏡をかけて眼球の動きに震えがないかを観察する方法や、外耳道に冷水を注入する方法（温度眼振検査、カロリックテスト）などいくつかの方法があります。
電気的眼振記録法（ENG）	目の周りの3か所に電極を取り付けて、視標を目で追わせ眼の動きを記録し、めまいの状態を確認します。
足踏み・歩行検査	まず被検者に両足をそろえて円の中心に立ってもらい、目を閉じて両上肢を伸ばした状態で、その場で足踏みをしてもらいます。次に同様に閉眼し両上肢を伸ばしたまま6mほど前進してもらい、終わった際の停止位置、偏り方向、転倒方向を記録します。
書字検査	字を書いてもらう検査で、末梢性の障害がある場合は障害側に文字が偏ります。ペンを持って上肢や指は机に触れない状態で観察します。
重心動揺検査	足を揃えて立った姿勢で開眼・閉眼でそれぞれ1分ずつ、じっと立ってもらいます。

検査で何がわかるの？

- めまいの訴えがあるときに、その原因や程度を調べます。
- 原因により末梢性か中枢性かを鑑別します。
- 末梢性のめまいは、メニエール病、突発性難聴、内耳炎、頭位変換性めまいなど内耳の変化で起こります。
- 中枢性のめまいは聴神経腫瘍、小脳の障害、頭部外傷、脳出血、脳梗塞などで起こります。中枢性のめまいが疑われる場合は頭部CTやMRI検査が行われます。

ここを伝える！　検査前・中・後の注意点

検査前

- □ コンタクトレンズを使用している場合は、まばたきが検査の妨げになることがあるので、なるべく眼鏡に変更してもらいます。
- □ めまいを誘発する検査もあるので、検査前の食事は食べ過ぎないよう注意を促します。
- □ 自動車や自転車での来院は避けてもらいます。

検査中

- □ 内耳に刺激をあたえたり、めまいを誘発する検査もあるので、気分が悪くなった場合は申し出てもらいます。
- □ 冷や汗が出たり、倒れるようなこともあることを伝え、なるべく危険のないように注意をはらいます。

検査後

- □ 検査により症状が悪化した場合は、申し出てもらいます。

内耳機能検査
（innner ear function test）

患者協力度	食事・水分の制限	前投薬	所要時間の目安	この検査の特徴
前　なし 中　★★ 後　なし	なし	なし	40〜50分 検査内容により異なる	・痛みは伴わないが、不快感が大きい

➡ どんな検査なの？

- 内耳（蝸牛）のはたらきを調べる検査です。
- 音の強さを区別できるかを調べるSISIテストやDLテスト、両耳での聴こえ方が、左右の耳に聞かせる音を徐々に強くしていくことでどのように変わるかをみるバランステストなど、さまざまな検査があります。代表的なものを表に示します。

SISIテスト	ヘッドホンから一定の間隔で音を出し、音が大きくなったと感じた際に知らせるという検査です。20回もしくは100回程繰り返し、そのうち何回気づいたかを％で表します。補充現象が顕著な内耳性の難聴がある場合100％に近づきます。
ABR検査 （聴性脳幹反応）	脳波を利用した他覚的な聴力検査で、音が聞こえたことの意思表示が難しい乳幼児や高齢者などに行うことが多いです。ベッドで横になり、電極を付けた状態でヘッドホンから音を聞かせ、反応する脳波をコンピュータで記録します。聴神経の伝達経路のどこに異常があるかがわかります。
不快閾値検査 （不快レベル検査）	大きな音を聞かせ、どの程度でうるさいと感じるかを調べる検査です。補聴器に入る音をどのレベルにするかを判断するための重要な指標になります。
ピッチマッチ検査	耳鳴の音の高さを調べます。高低差の大きい2つの音を聞き、自分の耳鳴に似ている音のほうを選びます。これを何度か繰り返し、音を絞り込んでいきます。

検査で何がわかるの？

- 内耳機能の程度がわかります。
- 内耳は聴覚と平衡覚の受容器なので、聴力を調べる検査、めまいの鑑別のための検査などがあります。

ここを伝える！　検査前・中・後の注意点

検査前
- ☐ 痛みを伴う検査ではありませんが、検査によっては不快感の強いものもあるので、事前に検査の内容や目的を患者さんに伝え、イメージ付けをしてから検査に臨んでもらうようにします。

検査中
- ☐ それぞれの検査の手順通りに行ってもらいます。

検査後
- ☐ 検査により症状が悪化した場合には申し出てもらいます。

中耳機能検査
（middle ear function test）

患者協力度	食事・水分の制限	前投薬	所要時間の目安	この検査の特徴
前　なし 中　★ 後　なし	なし	なし	5〜10分	・痛みを伴わない

➡ どんな検査なの？

- 中耳を構成する鼓膜、耳小骨の機能を調べる検査です。
- 中耳機能検査は気導・骨導聴力検査と鼓膜穿孔閉鎖検査（パッチテスト）などの組み合わせで行われます。
- 鼓膜穿孔閉鎖検査とは、鼓膜に穴がある場合に、そこに薄い紙やテープなどを貼り、聴力が良くなるかをみる検査です。この検査で聴力が回復するようであれば、鼓膜形成術の適応となります。もし、改善が少ない、もしくはない場合は耳小骨にも病変がある可能性があります。

➡ 検査で何がわかるの？

- 聴力悪化の原因が、鼓膜の損傷にあるのか、耳小骨の病変にあるのかなどを判断し、治療方法決定の参考にします。

ここを伝える！　検査前・中・後の注意点

検査前
- ☐ 検査に支障をきたすため、イヤリングや補聴器は外してもらいます。

検査中
- ☐ 防音室という狭い部屋に入って検査する場合もあるので、閉所恐怖症などがある場合は申し出てもらいます。

part10
その他の検査

pHモニター
（pH monitoring）

患者協力度	食事・水分の制限	前投薬	所要時間の目安	この検査の特徴
前 ★★ 中 ★★★★ 後 ★	**あり** 基本的に 前日21時以降絶飲食	なし	24時間	・長時間の検査 ・不快感が強い

⇨ どんな検査なの？

- センサー付きコードを鼻から胃噴門部周囲に留置して、24時間の食道、胃内のpHを測定・記録していきます。食事や睡眠や体位などによる影響をみるために、日常生活行動を記録して、pHの変化を観察します。

⇨ 検査で何がわかるの？

- 逆流性食道炎、胃酸過多などの疾患の診断に役立ちます。

ここを伝える！ 検査前・中・後の注意点

検査前
- ☐ 基本的には、入院してからの検査になります。

検査中
- ☐ 正確な検査結果を得るため、チューブの固定がずれないよう確認します（図）。
- ☐ 食事などの行動は、pH記録計のボタンを押してもらうよう説明します。

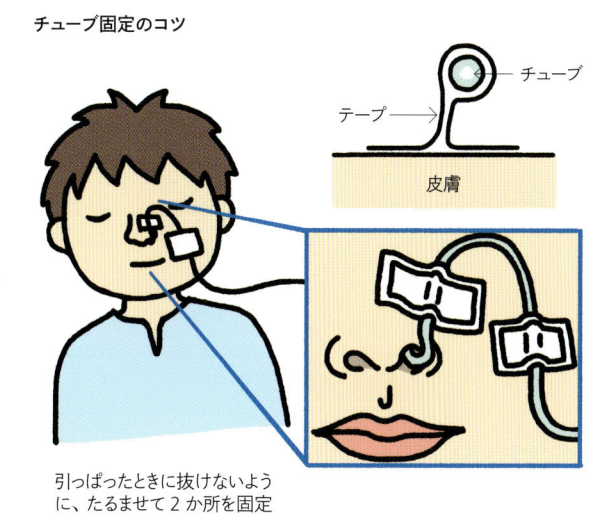

検査後
- ☐ 特になし。

チューブ固定のコツ

引っぱったときに抜けないように、たるませて2か所を固定

MEMO

part10 その他の検査　163

ウロフロメトリー
（尿流量測定：uroflowmetry）

患者協力度	食事・水分の制限	前投薬	所要時間の目安	この検査の特徴
前 ★★ 中 ★ 後 ★	なし	なし	5〜10分 程度	・排尿のみなので苦痛が少ない

⇨ どんな検査なの？

- 測定装置の付いたトイレに向かって排尿することで、1秒あたりにどのくらいの尿が排出されているかを調べる検査です。

⇨ 検査で何がわかるの？

- 尿の勢いや尿量、排尿にかかる時間がわかります。

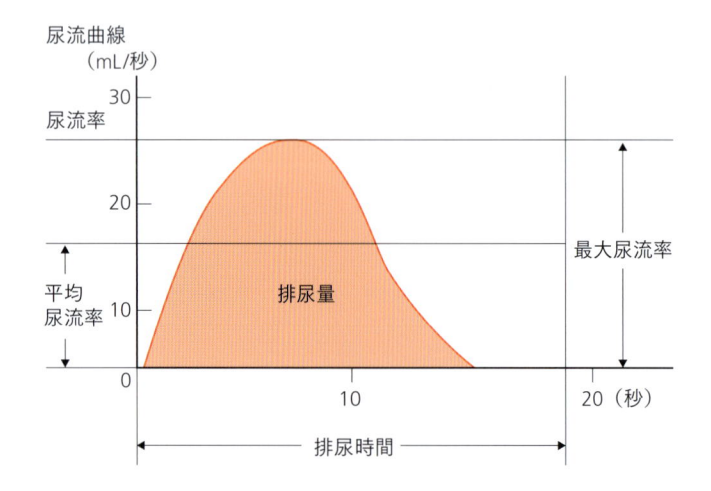

ここを伝える！　検査前・中・後の注意点

検査前

- ☐ 膀胱に 200 mL 以上の尿がたまっていないと正確な検査ができないため、尿意が出てくるまで水分を摂取してもらいます。
- ☐ 積極的な水分摂取を促すため、他疾患における水分制限がないことを確認します（水分摂取時は水だけでなく、お茶やコーヒーなど好きな飲み物を飲んでよいことを伝えます）。
- ☐ 患者さん自身に行ってもらう検査なので、検査前にイメージ付けをできるよう説明することが重要です。

検査中

- ☐ 正確な検査結果を得るため、できるだけ普段通りに排尿するように促します。

検査後

- ☐ 腹部にエコーをあてて、膀胱内の残尿量を測定します。

MEMO

食物負荷試験
（food allergy test）

患者協力度	食事・水分の制限	前投薬	所要時間の目安	この検査の特徴
前 ★★★ 中 ★★★★★ 後 ★★	あり 朝食禁、水分は可	あり	15〜30分おきに1時間かけて摂取、その後約3時間経過観察	・アナフィラキシーショックを起こす危険性あり

➡ どんな検査なの？

- 15〜30分おきに負荷食品を摂取し症状の観察を行っていきます。症状がなければ次の指示量を負荷します。
- 観察のポイントとしてはバイタルサイン、特に呼吸状態、意識レベル、皮膚症状です。
- アナフィラキシーの出現には十分注意します。アレルギー症状が出現した場合は検査を中止し迅速に対応します。

➡ 検査で何がわかるの？

- 食物アレルギーの確定診断
- 除去食の解除が可能か否かの判定
- 摂取可能な閾値量の確定

ここを伝える！ 検査前・中・後の注意点

検査前

- ☐ アレルゲンを摂取するためアレルギー症状が出現する可能性があります。その場合緊急対応が必要になります。
- ☐ 抗アレルギー薬、抗ヒスタミン薬を内服してしまうと、症状の出現を抑えてしまうため前日朝より内服を中止します。
- ☐ 患児が確実に摂取できるよう、保護者には食事介助してもらいます。

検査中

- ☐ アレルギー症状、特にアナフィラキシーが出現する可能性があるため、自覚症状があった場合は、申し出てもらいます。自覚症状を訴えられない乳幼児では症状がみられたらただちに検査を中止します。
- ☐ アレルギー症状発症時に緊急対応ができるように、室内安静を保ちます。

検査後

- ☐ 遅延型アレルギーが出現する可能性があるため、保護者に観察を継続してもらうよう指導します。
- ☐ 負荷試験の結果が陰性であっても、自宅でいろいろな体調のときに食物を摂取してもらい、十分な頻度で摂取できると確認したうえで除去食が解除になることを家族に説明します。

プラスアルファ

- アレルギー症状が出現した場合はすぐに医師に報告します。また、緊急時の対応ができるようにスタンバイしておきましょう。

主な準備
- 気道確保物品（バッグバルブマスクなど）
- モニター類の装着
- 抗アレルギー薬、ステロイド
- ルート確保しているかの確認

改訂長谷川式
簡易知能評価スケール

（HDS-R：hasegawa's dementia scale）

患者協力度	食事・水分の制限	前投薬	所要時間の目安	この検査の特徴
前　なし 中　★★ 後　なし	なし	なし	5〜15分	・日本で最も広く使用されている

➡ どんな検査なの？

- 聞き取りによる心理テストです。一般の高齢者から認知症高齢者をスクリーニングすることを目的に作成されたもので、記憶を中心とした高齢者の大まかな認知機能の有無をとらえることを目的としています。質問項目は9問で、本人の生年月日さえ確認できればおよそ5〜10分程度でできます。

➡ 検査で何がわかるの？

- 得点により知的機能を判定します。最高得点30点満点で20点以下を認知症の疑い、21点以上を非認知症とします。得点による重症度の分類はできません。

ここを伝える！　検査前・中・後の注意点

☐ 心理テストなので他の検査と違い、検査を行っていることを悟られないで行うことが重要です。そのため、あえて検査説明は行いません。

索 引

索引

英字

ABI	82
ABR 検査	158
Alb	120
ALP	120
ALT	118
AMY	120
APTT	118
ASO	83
AST	118
Ca	120
CAVI	82
ChE	118
CK	120
CKD	124
Cl	120
Cr	120
CRP	122
CT	29
CT ガイド下針生検	32
CT 検査	30
C 反応性タンパク	122
D-Bil	120
DIP	48
DXA 法	58
EBUS	13
EBUS-FNA	13
ENG（電気的眼振記録法）	156
ERCP	46
ESD	23
EUS	17
EUS-FNA	17
FBG（空腹時血糖）	122
FBG（フィブリノゲン）	118
Fe	120
GH（成長ホルモン）	130
Glu（随時血糖）	122
Hb	118
HbA1c	122
Hct	118
HDL-コレステロール	122
HDS-R（長谷川式認知症スケール）	168
HPT（ヘパプラスチンテスト）	118
I-Bil	120
K	120
LAP	120
LDH	118
LDL-コレステロール	122
MRI 検査	34,157
MRI 造影剤	9
Na	120
NBI	17
PEG	24
PET	36
pH	122
pH モニター	162
PLT（血小板数）	118
PT（プロトロンビン時間）	118
PT-INR（プロトロンビン時間国際標準化比）	118
QFT 検査	127
RBC（赤血球数）	118
SISI テスト	158
T-Bil	120
TC	122
TG	122
TP	120
TT（トロンボテスト）	118
UA	120
UN	120
VCUG	50
WBC（白血球数）	118
X 線造影剤	9

あ

悪性原発性骨軟部腫瘍	114
悪性高血圧	129
悪性黒色腫	64,104
悪性腫瘍	12,36,58,63
悪性のメラノーマ	104
悪性リンパ腫	12,18,34,64
足踏み・歩行検査	156
アセタゾラミド負荷試験	67
アトピー性皮膚炎	8
アナフィラキシー	166
アプノモニター	80
アミラーゼ	120
アメーバ赤痢	18
アルカリホスファターゼ	120
アルコールアレルギー	99
アルツハイマー型認知症	34,36
アルトログラフィ	56
アルブミン	120
アレルギー反応	8

い

胃液検査	134
胃がん	22
息切れ	90
胃酸過多	162
胃・食道造影	40
意識障害	25,98
石原表	140
異所石灰化	63
溢流性尿失禁	50
胃の蠕動運動	40
イレウス	42
イントロデューサー法	26

う

うっ血性心不全	106,109
ウロビリノゲン	122
ウロフロメトリー	164
運転免許	141
運動耐容能	84

170

え、お

嚥下障害 14,25,38
嚥下造影 38
嚥下内視鏡検査 14
炎症 30
炎症性腸疾患 20
黄斑部疾患 142
横紋筋融解症 63

か

外傷 30
潰瘍性大腸炎 18,44
解離性大動脈瘤 70
喀痰検査 107
拡張型心筋症 70,92
下肢閉塞性動脈硬化症（ASO）......... 83
褐色細胞腫 129
カテーテルアブレーション治療 94
下部消化管造影 44
下部消化管内視鏡検査 18
カリウム 120
ガリウムシンチグラフィ 64
カルシウム 120
カルシウム代謝異常 58
カルチノイド 18
眼圧検査 144
肝硬変 73,108,109
肝細胞がん 64
間質性肺炎 12,64
冠状動脈造影 70
眼振検査 156
がん性腹膜炎 108
がん性リンパ管症 12
関節炎 28
関節造影 56
間接ビリルビン 120
感染症 12
感染性腸炎 126

肝臓がん 30,34
眼底検査 146
眼底出血 146
冠動脈の機能 84
眼内腫瘍 146
肝内胆石症 46
ガンマ GTP（γ-GTP）................... 120

き

気管・気管支結核 12
気管支内視鏡検査 12
偽関節 63
気胸 28
寄生虫 42,126
気道異物 12
気導聴力検査 154
気道熱傷 12
偽膜性腸炎 18
逆流性食道炎 162
急性腸炎 127
急性脳症 66
急性閉塞性化膿性胆管炎 46
凝固検査 118
狭心症 68,70,84,88
胸水 28,30,106
胸水検査 105
矯正視力 138
狭帯域光観察 17
胸痛 90
胸部外傷 106
胸部大動脈瘤 30,34
胸膜炎 106
虚血性心疾患 36,68,70,73
虚血性腸炎 18
虚脱部の改善 23
筋・骨格系生検 114
筋炎 14
筋電図検査 86

く

空腹時血糖 122
クエン酸ガリウム 64
クオンティフェロン 128
クッシング症候群 129
くも膜下出血 34
グリコヘモグロビン 122
クレアチニン 120
クレアチニンクリアランス 124,125
クレアチンキナーゼ 120
クロール 120
クローン病 18,20,44
クロストリジウム・ディフィシレ毒素 126

け

経会陰式生検 102
経管的二重造影法 42
経口小腸造影法 42
経口腸管洗浄薬 18
経食道心エコー検査 94
経腟法 74
経腸栄養 24
経直腸的超音波ガイド下
　　前立腺心生検 102
経直腸的針生検 102
経直腸法 75
経皮内視鏡的胃ろう造設術 24
経腹法 74
けいれん 98
下血 23
血圧脈波検査 82
血液検査 118
血液培養検査 136
結核 128,134
結核菌 107
血管性病変 30
血管病変 146
血色素濃度 118

171

血小板数 118	鼓膜穿孔閉鎖検査 160	12誘導心電図 88
血性胸水 106	コリンエステラーゼ 118	終夜睡眠ポリグラフィ 78
血清鉄 120	コルポスコピー 151	重力筋無力症 38
血栓 94		出血時間 118
血糖負荷試験 122	**さ**	術後の嚥下機能 38
ケトン体 122	再灌流療法 68	腫瘍 28,30
原発性アルドステロン症 129	サイトメガロウイルス肺炎 12	腫瘍性病変切除術 20
原発性骨腫瘍 63	左室造影 70	腫瘍破裂 109
	サプリメント 8	消化管出血 42
こ	詐盲 142	消化管ポリポーシス 20
降圧薬 130	サルコイドーシス 12,64	小腸出血 20
好塩基球比率 118	散瞳薬 147	小腸造影 42
抗凝固系薬剤 8	残尿量 165	小腸内視鏡検査 20
抗菌薬 136		小児の鎮静 10
高血圧 124,129,138,146	**し**	小脳の障害 157
好酸球性肺炎 12	自覚的屈折検査 138	上部消化管内視鏡検査 16
好酸球比率 118	色覚異常 140	常用薬 8
甲状腺機能亢進症 73	色覚検査 140	食塩摂取量 124
甲状腺未分化がん 64	色相配列検査 140	食事療法 124
好中球比率 118	色素性母斑 104	食中毒 126
誤嚥性肺炎 14	子宮・卵巣疾患 30	食道がん 22,34
誤嚥性肺疾患 25	子宮・卵巣超音波検査 74	食道狭窄 95
ゴールドマン眼圧計 144	子宮がん 34,73	食道静脈瘤 95
股関節 30	子宮筋腫 73	食物アレルギー 166
呼吸抑制 10	子宮頸がん 116,152	食物負荷試験 166
骨移植 63	子宮体がん 116	書字検査 156
骨塩定量検査 58	子宮内膜増殖症 116	視力検査 138
骨細胞腫 114	子宮卵管造影検査 150	視力障害 138
骨腫瘍 28	視神経萎縮 146	脂漏性角化症 104
骨シンチグラフィ 62	視神経疾患 142	腎移植 111
骨髄炎 63	脂腺肥大症 104	心因性視覚障害 142
骨生検 114	失神 90	心エコー検査 92,94
骨折 28	脂肪肝 73	心拡大 28,92
骨粗鬆症 58	脂肪腫 114	腎機能 48,124
骨転移 63	脂胞肉腫 114	心筋炎 70
骨導聴力検査 154	視野検査 142	心筋梗塞 36,68,70,88,92
骨肉腫 114	重心動揺検査 156	心筋症 73,88
骨密度 58	十二指腸内視鏡 46	針筋電図検査 86
鼓膜形成術 160	十二指腸乳頭部がん 46	心筋の異常 88

172

心筋の機能評価..................68	成人の鎮静..................10	大腸穿孔..................45
神経因性膀胱..................50	精巣腫瘍..................64	大腸ポリープ..................44
神経根造影..................54	成長ホルモン負荷試験..................130	大脳性色覚異常..................140
神経伝導速度検査..................86	脊髄腫瘍..................34	多発性硬化症..................34
腎血管性高血圧..................129	脊髄小脳変性症..................66	ダブルバルーン挿入法..................21
腎結石..................28,73	脊髄神経根造影・ブロック..................54	胆管がん..................46
人工関節..................35	脊髄神経症状..................53	単球比率..................118
人工関節置換術..................63	脊柱管狭窄症..................34	単純 CT..................30
腎生検..................110	脊椎造影..................52	単純 MRI..................34
心臓カテーテル検査..................70	脊椎麻酔..................103	単純 X 線撮影..................28
腎臓がん..................30,73	石灰化・骨化病変..................30	胆石..................28,46
心臓腫瘍..................73	赤血球数..................118	胆石症..................46
心臓超音波検査..................92	摂食嚥下..................15	胆嚢がん..................46,73
心臓弁膜症..................70,73	接触式眼圧計..................144	胆嚢結石..................73
靱帯損傷..................57	潜血反応..................122	
腎嚢胞..................30	潜在性骨盤症..................63	**ち**
塵肺..................12	喘息..................8	腟拡大鏡パンチ生検..................151
心肥大..................70,88,92	先天性色覚異常..................140	中耳機能検査..................160
心不全..................70	先天性心疾患..................94	中性脂肪..................122
腎不全..................106	先天性胆道拡張症..................46	注腸検査..................44
心膜炎..................73	前立腺がん..................34,73,102	虫卵..................126
	前立腺疾患..................30	超音波気管支鏡..................13
す	前立腺肥大..................34,73	超音波気管支鏡下穿刺吸引細胞診....13
膵がん..................46		超音波検査..................72
膵管内乳頭粘液性腫瘍..................46	**そ**	超音波造影剤..................9
随時血糖..................122	造影 MRI..................34	超音波内視鏡..................17
膵石症..................46	造影剤..................8,31,51	超音波内視鏡下穿刺吸引法..................17
膵臓がん..................30,34	早期がん..................22	腸管洗浄薬..................19
髄膜炎..................34	総コレステロール..................122	腸結核..................18
睡眠時無呼吸..................155	総胆管結石症..................46	聴神経腫瘍..................157
睡眠時無呼吸症候群..................78,80	総タンパク..................120	聴性脳幹反応..................158
睡眠状態..................78	総ビリルビン..................120	腸閉塞..................28,45
頭蓋骨折..................34		聴力..................154,159
頭蓋内疾患..................142	**た**	直接ビリルビン..................120
ストーマ..................45	ダーモスコピー..................104	直像検査法..................146
スパイログラフィー..................81	タール便..................23	鎮痙薬..................43,45
	代謝性骨疾患..................63	鎮静..................9
せ	大腸がん..................18,22,44	鎮痛薬..................13
生化学検査..................118	大腸憩室..................18,44	

173

つ

- 椎間板造影 55
- 椎間板ヘルニア 34
- 痛風 83
- ツベルクリン反応 128

て

- 手足の病変 30
- 低血糖 73
- ディスコグラフィ 55
- 低タンパク血症 106
- 低レニン性本能性高血圧 129
- 手持ち式電子眼圧計 144
- 転移性石灰化 63
- てんかん 66,98
- 電気生理学的検査 71
- 電気的眼振記録法（ENG）............ 156
- 点滴静注腎盂造影 48

と

- 頭位変換性めまい 157
- 動悸 90
- 倒像検査法 146
- 糖尿病 37
- 糖尿病網膜症 138,146
- 頭部CT 157
- 頭部外傷 157
- 動脈硬化 70,82
- 動脈瘤破裂 109
- 突発性難聴 157
- トノペン 144
- トレッドミル検査 84
- トロンボテスト 118

な

- 内耳炎 157
- 内耳機能検査 158
- 内視鏡検査 9

- 内視鏡的逆行性胆管膵管造影 46
- 内視鏡的粘膜下層剥離術 23
- 内視鏡的粘膜切除術 22
- ナトリウム 120
- ナルコレプシー 78
- 軟骨腫 114
- 軟部腫瘍切除生検 114

に

- 24時間蓄尿 124
- ニフレック 19
- 乳腺炎 73
- 乳腺腫瘍 60,73
- 乳頭浮腫 146
- 乳房X線撮影 60
- ニューモシスチス肺炎 12
- 尿・便検査 122
- 尿管結石 30
- 尿酸 120
- 尿素呼気試験 96
- 尿素窒素 120
- 尿タンパク 122,124
- 尿タンパク排出量 124
- 尿中アミラーゼ 122
- 尿沈渣 122
- 尿糖 122
- 尿流率 164
- 尿流量測定 164
- 尿量 124
- 尿路結石 73
- 尿路通過障害 48
- 認知症 66,168

ね、の

- ネフローゼ症候群 109,129
- 脳炎 66
- 脳血管障害 38,66
- 脳血栓症 94
- 脳血流シンチグラフィ 66

- 脳梗塞 30,34,36,66,157
- 脳出血 34,157
- 脳腫瘍 30,34,98,146
- 脳動脈瘤 34
- 脳波検査 98
- 膿瘍 64
- ノロウイルス 126
- ノンコンタクトトノメーター 144

は

- パーキンソン病 34,38
- 肺炎 28,30,107
- 肺がん 12,13,30,34,64,106,107
- 肺気腫 34
- 肺機能検査 81
- 肺結核 106,134
- 肺梗塞 106
- 肺真菌症 12
- 肺線維症 34
- 肺腺腫 34
- 排尿時痛 102
- 排尿時膀胱尿道造影 50
- 肺膿瘍 106
- 肺胞タンパク症 12
- 長谷川式認知症スケール（HDS-R）... 168
- 白血球数 118
- パッチテスト 160
- 鼻づまり 155
- パネルD-15 140
- バリウム 40
- バルーン拡張術 20

ひ

- 鼻腔通気度検査 155
- 膝関節 30
- ビジクリア 19
- 比重 122
- ヒステログラフィ 150
- 非接触式眼圧計 144

非造影 CT 30
肥大型心筋症 70
ピッチマッチ検査 158
被曝 29,31
皮膚生検 112
皮膚病変 104
びまん性肺疾患 12
標準純音聴力検査 154
病理組織検査（筋・骨格系生検）... 114
病理組織検査（皮膚生検）............ 112
病理組織検査（婦人科領域）........ 116
ビリルビン 122
疲労骨折 63
ピロリ菌 96

ふ

フィブリノゲン 118
フェリチン 120
不快閾値検査 158
不快レベル検査 158
負荷心筋シンチグラフィ 68,85
負荷心電図 85
副作用、造影剤 9
腹水 73
腹水検査 108
腹部大動脈瘤 34,73
腹膜炎 109
不正出血 152
不整脈 71,88,90
不妊症 150
プル法 26
プロトロンビン時間 118
糞便培養検査 126

へ

平衡機能検査 156
閉所恐怖症 31,35
閉塞性黄疸 46
ペースメーカー 35,71,87,90

ヘパプラスチンテスト 118
ヘマトクリット値 118
ヘモグロビン濃度 118
ヘリカル CT 30
ヘリコバクター・ピロリ 97
ヘルニア 55
弁狭窄症 92
変形性脊椎症 34
便検査 126
便潜血 122
弁膜症 92,94

ほ

膀胱頸部硬化 50
膀胱結石 73
膀胱疾患 30
膀胱腫瘍 73
膀胱尿管逆流 50
放射性廃棄物 65
放射性薬剤 36,62,64,66,68
補聴器 154
ホルター心電図 90
ホルモン異常 129

ま、み

マグコロール P 19
末梢神経障害 14
マルチスライス CT 30
慢性腎臓病（CKD）........................ 124
慢性膵炎 46
慢性副鼻腔炎 155
マンモグラフィ 60
ミエログラフィ 52

む、め、も

無気肺 12
むずむず脚症候群 78
メニエール病 157
めまい 49,90,157,159

網赤血球比率 118
網膜色素変性症 140,146
網膜疾患 142,146
網膜症 146
網膜静脈閉塞症 138
網膜剥離 146
モビプレップ 19
門脈圧亢進症 108,109

や、ゆ、よ

薬剤 8
薬剤感受性検査 136
有棘細胞がん 104
誘発筋電図 86
ヨード造影剤 9,42

ら、り、れ、ろ

卵巣がん 34,73
卵巣嚢腫 73
ランドルト環視標 138
利尿薬 130
リパーゼ 120
良性腫瘍 114
緑内障 139,142,146
リンパ球比率 118
リンパ腫 30
リンパ節腫大 73
レニン活性測定 129
ロイシンアミノペプチダーゼ 120
ロタウイルス 126

175

看護ワンテーマ BOOK
患者さんが安心できる
検査説明ガイドブック

編集	東京慈恵会医科大学附属病院グリーンカウンター
発行者	株式会社医学書院 代表取締役　金原 俊 〒113-8719　東京都文京区本郷 1-28-23 TEL 03-3817-5600（社内案内）
発行	2014 年 8 月 15 日　第 1 版第 1 刷 © 2023 年 6 月 1 日　第 1 版第 3 刷
印刷・製本	アイワード

本書の複製権・翻訳権・上映権・譲渡権・貸与権・公衆送信権（送信可能化権を含む）は株式会社医学書院が保有します。

ISBN 978-4-260-01918-7

本書を無断で複製する行為（複写、スキャン、デジタルデータ化など）は、「私的使用のための複製」など著作権法上の限られた例外を除き禁じられています。大学、病院、診療所、企業などにおいて、業務上使用する目的（診療、研究活動を含む）で上記の行為を行うことは、その使用範囲が内部的であっても、私的使用には該当せず、違法です。また私的使用に該当する場合であっても、代行業者等の第三者に依頼して上記の行為を行うことは違法となります。

JCOPY 〈出版者著作権管理機構 委託出版物〉
本書の無断複製は著作権法上での例外を除き禁じられています。複製される場合は、そのつど事前に、出版者著作権管理機構（電話 03-5244-5088、FAX 03-5244-5089、info@jcopy.or.jp）の許諾を得てください。